Gabriele Sparrenberger/Marlies Kelzenberg

# Gezielt einkaufen! Zusatzstoffe in Lebensmitteln

Der aktuelle Einkaufsführer
Mit Ampel-Testsystem für Zusatzstoffe
E-Nummern und was sie bedeuten





Mosaik

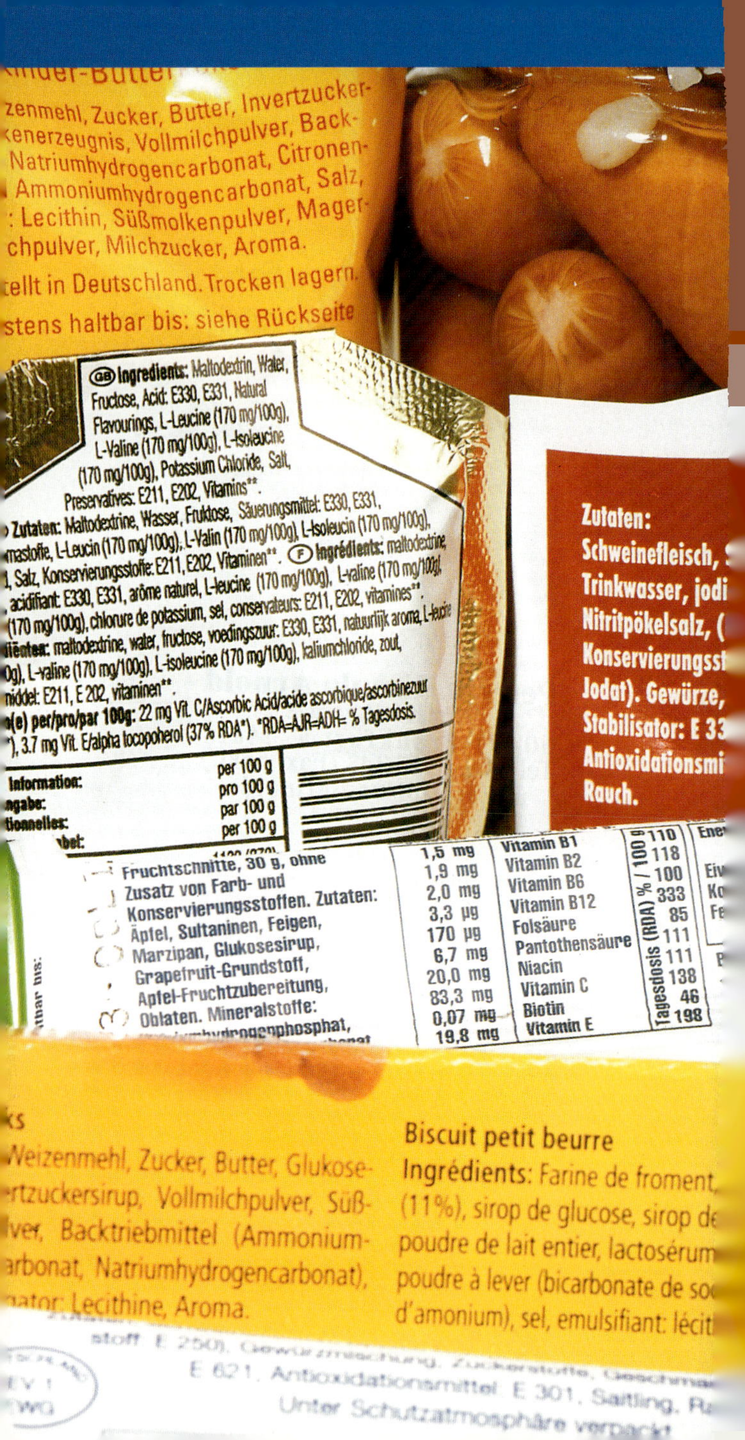
zenmehl, Zucker, Butter, Invertzucker-
cenerzeugnis, Vollmilchpulver, Back-
Natriumhydrogencarbonat, Citronen-
Ammoniumhydrogencarbonat, Salz,
: Lecithin, Süßmolkenpulver, Mager-
chpulver, Milchzucker, Aroma.
tellt in Deutschland. Trocken lagern.
stens haltbar bis: siehe Rückseite
Ingredients: Maltodextrin, Water, Fructose, Acid: E330, E331, Natural Flavourings, L-Leucine (170 mg/100g), L-Valine (170 mg/100g), L-Isoleucine (170 mg/100g), Potassium Chloride, Salt, Preservatives: E211, E202, Vitamins**.
Zutaten: Maltodextrine, Wasser, Fruktose, Säuerungsmittel: E330, E331,
Zutaten:
Schweinefleisch,
Trinkwasser, jodi
Nitritpökelsalz, (
Konservierungsst
Jodat). Gewürze,
Stabilisator: E 33
Antioxidationsmi
Rauch.
Fruchtschnitte, 30 g, ohne
Zusatz von Farb- und
Konservierungsstoffen. Zutaten:
Äpfel, Sultaninen, Feigen,
Marzipan, Glukosesirup,
Grapefruit-Grundstoff,
Apfel-Fruchtzubereitung,
Oblaten. Mineralstoffe:
1,5 mg Vitamin B1 110
1,9 mg Vitamin B2 118
2,0 mg Vitamin B6 100
3,3 µg Vitamin B12 333
170 µg Folsäure 85
6,7 mg Pantothensäure 111
20,0 mg Niacin 111
83,3 mg Vitamin C 138
0,07 mg Biotin 46
19,8 mg Vitamin E 198
Tagesdosis (RDA) % / 100 g
Weizenmehl, Zucker, Butter, Glukose-
rtzuckersirup, Vollmilchpulver, Süß-
ver, Backtriebmittel (Ammonium-
arbonat, Natriumhydrogencarbonat),
ator: Lecithine, Aroma.
Biscuit petit beurre
Ingrédients: Farine de froment,
(11%), sirop de glucose, sirop de
poudre de lait entier, lactosérum
poudre à lever (bicarbonate de so
d'amonium), sel, emulsifiant: lécit
E 621. Antioxidationsmittel E 301. Salzling.
Unter Schutzatmosphäre verpackt

# Essen und trinken verstehen

Was auch immer wir essen, sie sind meistens dabei: **die Zusatzstoffe.** Diese Stoffe werden als Zutat unzähligen Lebensmitteln, aber auch Medikamenten und Körperpflegemitteln zugesetzt.
Ohne Zusatzstoffe geht nichts mehr, ist die Auffassung der Industrie. So ist der Verbraucher mehreren tausend Substanzen ausgesetzt, von denen er kaum eine mit Namen kennt, deren E-Nummern ihm nichts sagen, und deren Zusatz er größtenteils als überflüssig und bedrohlich einschätzt.
Das durch ständig neue Lebensmittelskandale zunehmend kritische Verbraucherbewusstsein konzentriert sich auch auf diese unüberschaubare Menge von Zusatzstoffen. Der Informationspegel zwischen Panikmache („unbekannte, gefährliche Schluckobjekte") und seriöser Informations- und Aufklärungsarbeit schlägt dabei bisher mehr in Richtung Angstmacherei aus.
Seit vielen Jahren kursieren Flugblätter, auf denen die angeblich bedrohlichsten E-Nummer-Substanzen als „Krebs erregend" oder „gefährlich" angegeben sind. Laienhaft gilt hier Zitronensäure (E 330) als gefährlich; äußerst bedenkliche Stoffe, wie der Farbstoff Azorubin (E 122) werden dagegen unverantwortlich als harmlos bewertet. Die Verursacher der lancierten Schock-Infos sind bis heute unbekannt; die auf einigen Listen als Initiatoren der Flugblattverbreitung angegebenen Kliniken (z.B. in Frankreich) distanzieren sich von den gefälschten Druckerzeugnissen. Offizielle Stellen, wie unter anderem das BMG (Bundesministerium für Gesundheit) und die DGE (Deutsche Gesellschaft für Ernährung), warnen immer wieder vor diesen dubiosen Verbraucherinformationen.
Die Informationsflut kann der einzelne kaum bewältigen und auf ihre Richtigkeit hin überprüfen. Letztlich muss jeder aus seiner persönlichen Situation heraus entscheiden, wie wichtig ihm ein Bemühen

um Detailkenntnisse und deren Einschätzung ist, und für wie notwendig er es aufgrund seiner gesundheitlichen Situation hält, den Genuss zusatzstoffreicher Lebensmittel zu reduzieren.

## Unentbehrliche Zusatzstoffe

Unsere Lebensgewohnheiten haben sich in den letzten Jahrzehnten entscheidend verändert und mit ihnen auch die Verzehrsgewohnheiten. In jedem Jahrzehnt entwickelte sich eine typische Esskultur; doch egal ob Fress-, Diät-, Öko-, Fast- oder Slowfood-Welle, eine Branche boomte scheinbar unbehelligt von temporären Geschmackstrends: die Nahrungsmittelindustrie. Rund 60 % der Nahrung wird von den Giganten der Nahrungsmittelindustrie produziert, mit steigender Tendenz. Das Verbraucherbedürfnis nach Einsparung von Arbeit und Zeit durch Convenience- (Bequemlichkeits-) Mahlzeiten macht diese Entwicklung möglich. So werden sich auch in Zukunft Tausende von Food-Designern, Lebensmittelchemikern, Aromaingenieuren, Verfahrenstechnikern und anderen Fachleuten des Nahrungs- und Genussmittelgewerbes ehrgeizig mit Kreationen neuer Essensgenüsse beschäftigen. Die unzähligen Produkte gibt es gleich mit Erfolgsgarantie. Mit dem Motto „ab in die Mikrowelle" oder „rein ins Wasser, aufkochen, umrühren, fertig", kann kaum noch etwas schief gehen. Die Fertigkost-Varianten gibt es vom einfach-bescheidenen Billiggericht über die Mittelklasse-Version bis hin zur teuren Premium-Gourmet-Ausgabe.

Damit auch noch Profanes, wie Mehl-Wasserbrei, Kartoffelscheiben oder gar tierische und Lebensmittelabfälle nach technologischem Rundumschlag zum Gaumenkitzel wird (die Patentanträge erinnern eher an neue Wege der Abfallbeseitigung als an Essbares), ist einiges an Zusätzen notwendig, soll das Produkt gute Marktchancen haben. Doch nicht nur die Extreme konfrontieren uns mit Zusatzstoffen, das umfangreiche, weitgehend saisonunabhängige, tägliche Lebensmittelangebot wäre ohne weitere Hilfsstoffe nicht möglich. Den Freibrief für wilde Mixturen gibt es jedoch nicht. Der Verbraucherschutz, so steht es zumindest geschrieben, hat oberste Priorität. Dementsprechend sind Zusatzstoffe bei der Gewinnung, Herstellung und Zubereitung von Lebensmitteln grundsätzlich verboten! Aber keine Regel ohne Ausnahme: Der Einsatz von Zusatzstoffen ist dann erlaubt, wenn diese ausdrücklich per Rechtsverordnung zugelassen sind.

## Ein Hauch Juristisches

Geregelt ist der Einsatz dieser Stoffe in der „Zusatzstoff-Zulassungsverordnung (ZZulV). Voraussetzung für die Zulassung als Lebensmittelzusatz sind der Nachweis der technologischen Notwendigkeit (ohne Verbrauchertäuschung) sowie die gesundheitliche Unbedenklichkeit.
Gründe für den Einsatz von Zusatzstoffen: Verlängerung der Haltbarkeit, bestimmte Beschaffenheit, höchstmögliche Wassereinlagerung in schnittfesten Endprodukten, gleichmäßige Verteilung unterschiedlich großer Bestandteile, intensive Vermengung schwer mischbarer Rohstoffe, Volumenvergrößerung, Kontinuität in Aussehen, Geschmack, Geruch und Kauempfinden, Steigerung des Nährwerts, billigere Produktion, Transportstabilität, Kaufanreiz.
Nicht alles, was einem Lebensmittel zugesetzt wird, ist zulassungs- und kennzeichnungspflichtig. Für immense Mengen von Hilfsstoffen (Klär-, Antischaum-, Entkeimungsmittel etc.) genügt es, dass sie nur in technisch unvermeidbaren, unbedenklichen Mengen im Endprodukt verbleiben.
Auch die reichlich eingesetzten Enzyme und Mikroorganismen unterliegen nicht dem Verbotsprinzip. Rezeptfrei gibt es sogar antibiotisch wirksame Beigaben wie Nisin (E 234) in Mascarpone-Käse oder das für Käseoberflächen verwendete Antimykotikum bzw. Polyen-Antibiotikum Natamycin (E 235).
„Eines für alle“ gilt als Devise auch im Zusatzstoffrecht für die Mitgliedstaaten der Europäischen Union (EU). In zahlreichen Ländern mussten nationale Bestimmungen hin-

sichtlich der Zusatzstoffmengen, erlaubter Lebensmittel, Kennzeichnung etc. angeglichen werden:

- ursprünglich verbotene Zusatzstoffe wurden wieder erlaubt
- zahlreiche Zusatzstoffe sind neu hinzugekommen (und werden noch hinzukommen)
- die Mengenbegrenzung für einige Zusatzstoffe wurde erhöht

Der Vorteil: Egal, in welchem EU-Land man sich aufhält, es gibt selbst bei mangelnden Fremdsprachenkenntnissen keine Schwierigkeiten, die Zutatenliste auf den Etiketten bekannter und unbekannter Lebensmittel zu verstehen – die E- Nummer macht's möglich!

## Geheimcode E-Nummern

Was jedem (teilweise undefinierbar) durch Verpackungsaufschriften unzählige Male in die Finger kommt, ist das Ergebnis intensiver Bemühungen um Klarheit und Vereinfachung für die Verbraucher. Das „E" steht für Europa und gilt mit der nachfolgenden Nummer als international anerkannter Code für zugesetzte Substanzen. Auch Länder, die nicht der EU angehören, wie unter anderen die Schweiz und Norwegen, bedienen sich des E-Nummern-Systems.
Die mit 100 beginnende Zahlenfolge ist nicht lückenlos; ebenso wenig ist es möglich, zahlenmäßig voneinander abgegrenzte Stoffgruppen zu bilden (z.B. von 100-200 Farbstoffe usw.), da viele Zusatzstoffe mehrere Funktionen erfüllen können.

## Vom Verwendungszweck zum Klassennamen

Aus den Anwendungsmöglichkeiten der einzelnen Zusatzstoffe ergibt sich ihre Zuordnung zu Wirkstoffgruppen, die einen Klassennamen haben. Bei mehreren Einsatzbereichen eines Zusatzstoffes bestimmt seine Hauptfunktion die Gruppenzugehörigkeit. Adipinsäure, E 355, ist beispielsweise als Geschmacksverstärker geeignet, wird aber

überwiegend als Säuerungsmittel oder Säureregulator eingesetzt, erscheint also unter diesem Klassennamen in der E-Nummern-Liste.
Die Suche nach verpönten E-Nummern ist oft nicht erfolgreich, da es für die meisten genügt, den Klassennamen anzugeben. Dem Verbraucher ist es dann nicht möglich, zwischen unbedenklicher und bedenklicher Ware zu unterscheiden.
Tabelle 1 weist die große Palette der Zusatzstoffklassen aus, hinter denen sich derzeit knapp über 300 Stoffe (Stand: Nov.'99) mit zugeteilter E-Nummer verbergen.

## Weniger ist mehr

Die in der Rechtsgrundlage aufgeführten Zusatzstoffe dürfen, aber müssen nicht eingesetzt werden! Es wäre allerdings eine Illusion zu glauben, dass ein „Müssen nicht" von Relevanz für Lebensmittelhersteller wäre. Eher ist von einem „Was geht denn noch" auszugehen! Nach dem Paracelsus-Prinzip „die Dosis macht das Gift", ist man von offiziellen Stellen, (wie dem WHO/FAO-Zusatzstoff-Expertenkomitee und dem wissenschaftlichen Expertengremium SCF) bemüht, einen risikolosen Einsatz von nahrungsmittelgeeigneten

**Tab. 1: Klassennamen und Wirkungsvermerke für Zusatzstoffe**

| | | | |
|---|---|---|---|
| **A**- | Antioxidationsmittel | **S**- | Säure, Säuerungsmittel |
| **B**- | Backtriebmittel | **SR**- | Säureregulatoren |
| **C**- | Komplexbildner | **SM**- | Schaummittel |
| **E**- | Emulgatoren | **SV**- | Schaumverhüter |
| **F**- | Farbstoffe | **SS**- | Schmelzsalze |
| **Fe**- | Festigungsmittel | **St**- | Stabilisatoren |
| **FS**- | Farbstabilisatoren | **Sü**- | Süßungsmittel |
| **G**- | Geliermittel | **TG**- | Treibgase, Schutzgase |
| **GV**- | Geschmacksverstärker | **Tr**- | Trägerstoffe, Trennmittel |
| **K**- | Konservierungsmittel | **Ü**- | Überzugsmittel |
| **M**- | Mehlbehandlungsmittel | **V**- | Verdickungsmittel |
| **Min**- | Mineralstoff | **W**- | Feuchthaltemittel |
| **MS**- | Modifizierte Stärken | **Vit**- | vitaminwirksam |

Zusatzstoffen zu garantieren. Das Zauberwort zur Verbraucherberuhigung heißt „Höchstmenge".
Grundsätzlich gilt, dass nur die Menge eines Zusatzstoffes zugelassen wird, die für einen bestimmten Effekt unvermeidlich ist und sich in den Zulassungstestverfahren als unbedenklich erwiesen hat.
Dementsprechend kommen für die Verwendung der einzelnen Substanzen zwei Auflagen in Frage:

*1. Das Quantum-satis-Prinzip:*
Ein genauer Wert für die verwendbare Zusatzstoffmenge ist nicht festgelegt; entscheidend ist, so wenig wie möglich zu verwenden und keine Irreführung der Verbraucher zu bewirken.

*2. Das Höchstmengen-Prinzip:*
Durch die vorgeschriebene Höchstmenge wird die Zugabe des Zusatzstoffs für einzelne Lebensmittel begrenzt. Die gesetzlichen Höchstmengenvorgaben (in mg oder g pro kg Lebensmittel) beziehen sich immer auf das verzehrfähige Endprodukt.

## Zusatzstoffe auf dem Prüfstand

Der Festlegung einer Höchstmenge geht ein langwieriges Stufenverfahren voraus. An dessen Anfang stehen Tierfütterungsversuche zur Ermittlung der unwirksamen, also nebenwirkungsfreien Dosis NEL (No Effect Level) der Einzelsubstanz. Über weitere Sicherheitsabschläge wird der sog. ADI-Wert (Acceptable Daily Intake) festgestellt, die Dosis in mg pro kg Körpergewicht, die selbst lebenslang täglich verzehrt, als duldbare Rückstandsmenge angesehen wird. Dieser ADI-Wert ist noch nicht gleichbedeutend mit der Höchstmenge. Über weitere Zwischenstufen mit Sicherheitsspannen, in denen die maximale Aufnahme eines Zusatzstoffs bei normaler Mischkost (aber was ist an unserer Ernährung das Normale?) schätzend berücksichtigt wird, ergibt sich schließlich die gesetzlich verankerte Höchstmenge.
Ist der Einkauf im Supermarkt, das Essen in der Kantine oder beim Schnellimbiss ein hochgradiges Gesundheitsrisiko? Aus toxikologischer Sicht für

viele Wissenschaftler Unsinn; selbst bei extrem einseitiger Ernährung soll keine gesundheitliche Gefahr durch Zusatzstoffe in Lebensmitteln bestehen.
Andererseits ist auch im Ernährungsbericht der Bundesregierung von 1992 Kritisches über Lebensmittelallergien und -intoleranzen im Zusammenhang mit Zusatzstoffen zu lesen. Neben anderen Gründen wird der „Trend zum Verzehr vorgefertigter Speisen und Speisehilfen" als Mitursache für die Zunahme von Unverträglichkeitsreaktionen benannt. Selbst für Fachleute ist nicht mehr überschaubar, was in zahlreichen Produkten drin ist. Die propagierte Sicherheit scheint sehr zweifelhaft.
Besorgniserregend für viele Verbraucher sind folgende Verdachtsgründe:

- ***Die Übertragbarkeit von Tierversuchsergebnissen auf den Menschen*** ist unsicher, trotz scheinbar großer Sicherheitsspannen. Die Orientierung am Gesunden mit einem bestimmtem Körpergewicht wird als zu verallgemeinernd angesehen. Unberücksichtigt bleiben vor allem Kinder, kranke und alte Menschen sowie Frauen während der Schwangerschaft und Stillzeit.
- ***Das Zusammenwirken natürlicher Inhaltsstoffe mit zugesetzten Substanzen*** und den unerwünschten Begleitstoffen (z. B. Rückständen und Hilfsstoffen) ist seltenst bekannt. Nebulös sind Phänomene gegenseitiger Wirkungsverstärkung (z.B. zwischen einem Schwermetall oder einem Pestizid und einzelnen Zusatzstoffen); Ebenso, welche Aus- und Wechselwirkungen die entstehenden Abbauprodukte der Zusatzstoffe in unserem Körper haben.
- ***Die Summation jedes Zusatzstoffes*** ist nicht mehr kalkulierbar und kann durchaus zur Überschreitung des jeweiligen ADI-Werts führen.

## Allergie – Revolution im Immunsystem

Neben Stoffwechselstörungen, wie auch der vergleichsweise seltenen Erkrankung Phenylketonurie, ist es in erster Linie das Krankheitsphänomen Allergie, das Verbrauchern Zusatzstoffe suspekt macht. Ob echte Allergie

mit Antigen-Antikörper-Reaktion, Pseudoallergie oder Intoleranzreaktionen, die vielfältigen Symptome sind für die Betroffenen gleichermaßen beeinträchtigend und teilweise bedrohlich. Durch Zusatzstoffe kommt es nicht zu einer „echten" Allergie mit Immunreaktion, sondern zu pseudoallergischen Reaktionen. Die Intensität der rasch eintretenden Unverträglichkeitsreaktionen hängt dabei von der aufgenommenen Dosis der Störsubstanz ab. Wichtigster Schritt ist, mit ärztlicher Hilfe und Geduld diese zu ermitteln und durch gezielte Lebensmittelauswahl zu meiden.
Unter den Zusatzstoffen sind es vorrangig die Azofarbstoffe, Schwefel- und Phosphorverbindungen, Nitrat/Nitrite, Enzyme und alle Substanzen gentechnischer Herkunft, die gerade Betroffene bei ihren Kaufentscheidungen besonders im Visier haben sollten.

## Symphonie der Sinne – mit Aromen gegen den guten Geschmack

Vieles Ess- und Trinkbare wird erst durch Geschmacksverstärker, Süßstoffe, Farbstoffe, vor allem aber Aromastoffe zum Umsatzrenner. Gelungene Kompositionen für sinnliche Genüsse machen einiges zum Trend-Genussmittel Ob Fertiggerichte, Erdnussflips, Likör bis hin zu Zahncreme und Tierfutter – ohne Aromen scheint kaum noch etwas genießbar zu sein.
Schon etwa 4000 v. Chr. wurde mit Destillaten verfeinert; der Durchbruch für die heutigen Möglichkeiten gelang aber erst Mitte des 19. Jh., als Aromen erstmals chemisch gewonnen werden konnten. Seitdem entwickelt sich Geschmacksdesign aus dem umfangreichen Aromen-Repertoire mit ungebrochener Dynamik und grenzenlosen Variationen. Diesen Zusätzen fast unvermeidlich ausgesetzt, wird der Verbraucher von Kindesbeinen an geschmacksspezifisch programmiert. Was unter diesem Langzeiteinfluss noch von den diffizilen Sinnesleistungen natürlicher Geschmacksprägung und gesundem Geschmacks- und Geruchsempfinden erhalten bleibt, ist äußerst kritisch zu sehen. „Ess-thetik" um jeden Preis?

**Tab.2: Aromastoffe und ihre Herkunft**

***Natürliche Aromastoffe:*** Natürliche Einzelsubstanzen pflanzlicher oder tierischer Herkunft, physikalisch, enzymatisch oder mikrobiologisch gewonnen; es handelt sich nicht unbedingt um einen reinen Extrakt aus dem natürlichen Ausgangsprodukt
***Naturidentische Aromastoffe:*** Synthetische Aromen, die möglichst identisch nach ihren natürlichen Vorbildern hergestellt oder durch chemische Verfahren aus pflanzlichen und tierischen Rohstoffen gewonnen wurden
***Künstliche Aromastoffe:*** Kreationen von Einzelaromen und Aromengemischen aus dem Labor; es gibt keine Vorbilder aus der Natur
***Aromaextrakte:*** konzentrierte und nichtkonzentrierte Aromen pflanzlicher oder tierischer Herkunft, physikalisch, enzymatisch oder mikrobiologisch gewonnen

Was nach nichts schmeckt, kann durch einen Aromacocktail aus rund 500 Einzelaromen wundersam zu einem „Erdbeer"-Genuss werden; was durch Konservierungsstoffe einen unangenehmen Beigeschmack bekommen hat, wird mit Aromen auf schmackhaft getrimmt. Mindestens 50 bis 100 Stoffe sind für ein harmonisch aromatisiertes Endprodukt nötig.
Was die Natur zu bieten hat, reicht nicht mehr aus und ist in der Gewinnung zu teuer. Der industrielle Bedarf kann nur durch gezielte Produktion, auch gentechnischer, gedeckt werden (Tab. 2).

### Geheimsache Aromendeklaration

In hohem Maße unbefriedigend ist die Kennzeichnung von Aromastoffen. Nur sehr wenige gelten, allerdings ohne E-Nummer, als Zusatzstoffe. Für den überwiegenden Teil von mehreren tausend Stoffen hat die Aroma-Verordnung Gültigkeit. Sie schreibt vor, dass auf dem Etikett im Zutatenverzeichnis die Angabe „Aroma" genügt; genauere Bezeichnungen oder Aromabeschreibungen sind freiwillig. Lediglich für den zusätzlichen Vermerk „natürlich“ muss garantiert sein, dass die verwendeten Substanzen mit Sicherheit den natürlichen Aromastoffen oder Aromaextrakten (siehe Tab. 2) angehören. Die Aromenherkunft aus Gensojaproteinen oder durch gentechnisch manipulierte Mikroorganismen ist derzeit für Verbraucher nicht ersichtlich; im Jahr 2000 sollen erste Kennzeichnungsvorschriften in Kraft treten.

## Klarheit im Etikettendschungel – Kennzeichnung von Zusatzstoffen

Verbraucher wollen wissen was drin ist in den Lebensmitteloriginalen, -imitaten und Mixkreationen, tellerfertig oder zur Zubereitung am heimischen Herd. Was gut lesbar auf den Etiketten zu stehen hat, schreibt die Verordnung über die Kennzeichnung von Lebensmitteln (LMKV) vor. Doch wie so oft: Ausnahmen bestätigen die Regel. So unterliegen beispielsweise Kakao und -erzeugnisse, Zuckerarten, Honig, Aromen, Milchprodukte und einiges andere besonderen Verordnungen. Auch lose Ware, Kleinstpackungen (bis Briefmarkengröße), tafelfertige Portionsgerichte für die Gemeinschaftsverpflegung und Lebensmittel, die direkt vor Ausgabe und Verzehr zubereitet werden, müssen nicht alle Bestimmungen der Kennzeich-nungsverordnung erfüllen. Das schafft Freiräume. Womit in der Billiggastronomie gerechnet wird, das schreckt Gäste von Gourmet-Tempeln. Auch hier bedient man sich zunehmend standardisierter Fertigware – kennzeichnungsfrei. Ein Hauch mehr an Verfeinerung und ein appetitanregendes Teller-Design sollen über den preisbrecherischen Fauxpas der Küchencrew hinwegtäuschen. Für gesundheitsbewusste Genießer und Menschen mit gesundheitlichen Problemen sind das unzumutbare Bedingungen und unüberschaubare persönliche Risiken, für alle Freunde der Außer-Haus-Beköstigung eine massive Einschränkung der individuellen Beurteilungsmöglichkeit und Entscheidungsfreiheit, die sonst durch die Deklarationspflicht wenigstens annähernd gegeben ist. Auf der (fast) sicheren Seite ist der Verbraucher bei verpackten Lebensmitteln, denn: keine Vermarktung ohne die fünf Mindesthinweise auf dem Etikett:

- Verkehrsbezeichnung (eindeutige Bezeichnung des Lebensmittels)
- Name/Firma und Anschrift des Herstellers, Verpackers oder im Rechtsbereich der EU niedergelassenen Verkäufers sowie die Chargennummer
- Verzeichnis der Zutaten
- Mindesthaltbarkeitsdatum oder Verbrauchsdatum
- Mengenangabe (Gesamtgewicht des Inhalts, Stückzahl, Abtropfgewicht)

Zusatzstoffe sind immer im Zutatenverzeichnis angegeben. Die Auflistung der Zutaten erfolgt grundsätzlich in der absteigenden Reihenfolge ihres Gewichtsanteils. In Kalbsleberwürstchen, auf deren Etikett unter Zutaten zu lesen ist: Schweinefleisch, Schweineleber, Kalbfleisch, Nitritpökelsalz, Emulgator 472c usw., ist demnach mehr vom Schwein als vom Kalb und keine Kalbsleber enthalten! Auch wenn für die Instant-Waldpilzsuppe der erste Pilz erst an neunter Position in der Zutatenliste auftaucht, gefolgt von mehreren kritischen Zusatzstoffen, wird das Verständnis, wie aus dem Gemisch von Fett, Milcheiweiß, Zwiebel, Zucker, Glutamat, Phosphat und Pilzen eine Feinschmecker-Suppe werden soll, überstrapaziert.

Enthält ein Nahrungsmittel deklarationspflichtige Zusatzstoffe, erscheinen diese wegen der geringen Menge in den letzten Positionen. Dort wird erst ihr Klassenname genannt (z.B. „Farbstoff"), anschließend die chemische Bezeichnung der Einzelsubstanz oder stattdessen deren E-Nummer. Beispiel: „Farbstoff Chinolingelb" oder alternativ „Farbstoff E 104".

Sind in einem Produkt mehrere *Farbstoffe* enthalten, dürfen diese nach dem Klassennamen in beliebiger Reihenfolge aufgeführt werden, unabhängig ihres mengenmäßigen Anteils. Der Klassenname *Süßungsmittel* wird in der Kennzeichnungs-VO nicht berücksichtigt. Zuckeraustauschstoffe werden lediglich mit ihrer Verkehrsbezeichnung (z. B. Xylit) im Zutatenverzeichnis erwähnt. Bei einem Gehalt von über 100 g/kg an Zuckeraustauschstoffen muss zusätzlich auf der Verpackung der Hinweis „Kann bei übermässigem Verzehr abführend wirken" vermerkt sein. Bei Tafelsüßen aller Art hat dieser Vermerk grundsätzlich zu erfolgen. Süßstoffe sind innerhalb der Zutatenliste mit dem Begriff „Süßstoff" kenntlich zu machen, gefolgt von der genauen Bezeichnung der Stoffe oder deren E-Nummer (z.B. „Süßstoff Cyclamat" oder „Süßstoff E 952").

### Durchblick im Etikettenwirrwarr

Wer auf Etiketten die oft sehr klein gedruckte, bei metallischen Kleinverpackungen teilweise gar nicht mehr zu entziffernde Zutatenangabe nach E- Nummern absucht, wird häufig keine mehr finden. Die immer wieder auflebende, kritische öffentliche Problematisierung um das Pro und Contra von Zusatzstoffen (wie die ursprünglich erfolgreiche Ablehnung, durch EU-Anpassung aber wieder durchgesetzte Zulassung von Tartrazin, E 102), hat die Hersteller umdenken lassen, allerdings nicht in Richtung Substanzreduktion. Die rechtlich legitime Beschränkung auf den Namen anstelle der E-Nummer deckt den Schleier der Harmlosigkeit auf manch fragwürdiges Produkt! Ein Chemielexikon scheint ein Muss zu sein, oder es bleibt für viele nur noch die Resignation. Was durch die Angaben klar erscheint, ist längst nicht immer sicher und zufrieden stellend. Ausnahmen und Gesetzeslücken erschweren den Überblick: Eine vor der Weiterverarbeitung mit Zusatzstoffen behandelte Zutat zwingt nicht zu deren Angabe im Endprodukt. So „verschwindet" ein Konservierungsstoff unerkannt in einem Joghurt, wenn er durch die Fruchtzubereitung hineingelangt und so nicht deklarationspflichtig ist. Hinzu kommen Fremdstoffe in unzähligen Halbfertig- und Fertigprodukten, die nicht deklariert werden müssen.

Einige Zusatzstoffe erfordern zusätzliche Vermerke. In Verbindung mit der Verkehrsbezeichnung ist dann auf dem Frontetikett zu lesen: bei

Oliven „geschwärzt", bei Zitrusfrüchen mit Überzugsmittel „gewachst", bei Zitrusfrüchten mit Konservierungsmitteln „konserviert mit ...", bei Trockenobst „geschwefelt". Schwefeldioxid muss nur bei zugesetzten Mengen über 50 mg je kg oder Liter deklariert werden (getrocknete Aprikosen, Pflaumen oder Feigen dürfen bis 2000 mg/kg enthalten!), Phosphorsäure und Phosphate unterliegen grundsätzlich einem Kennzeichnungszwang.

### Sonderfall Genfood

Zusatzstoffe, die gentechnisch veränderte Organismen sind, diese enthalten oder durch sie hergestellt wurden, sind derzeit noch von der Deklarationspflicht ausgenommen, sollen aber im Verlauf des Jahres 200 kennzeichnungspflichtig werden. Für genmanipulierte Lebensmittel als Ganzes regelt die EU-weit gültige *Novel-Food-Verordnung* die Kennzeichnung. Danach fallen unter die Deklarationspflicht u. a. veränderte Organismen (z.B. Joghurtkulturen und die berühmt gewordene Flavr-Savr-Tomate, auch Antimatsch-Tomate), in der Zusammensetzung nachweisbar veränderte Erzeugnisse und solche mit verändertem Allergiepotential. Es ist für den Nachweis ein Schwellenwert von 1% Gehalt vorgesehen. Auf einem entsprechenden Soja- oder Maisprodukt würde dann gut lesbar stehen: „hergestellt aus gentechnisch veränderten Sojabohnen" oder „hergestellt aus gentechnisch verändertem Mais". Von der Gentechnik-Kennzeichnung weiterhin ausgenommen sind Enzyme, Träger- und Hilfsstoffe, von denen ein großer Teil gentechnisch hergestellt wird und die häufig zumindest teilweise im Lebensmittelprodukt verbleiben. Umstritten sind vor allem die mit Hilfe gentechnisch veränderter Bakterien und Pilze gewonnenen Enzyme, die vielfältigen Einsatz vor allem im Back-, Fleisch- und Brauereigewerbe, bei Stärkeabbauverfahren (zu Zucker) und der Käseherstellung finden. Bekanntestes Beispiel ist die breite Anwendung des Chymosins in der Käseherstellung. Mit dem aus Schimmel-, Hefepilzen oder Bakterien gentechnisch gewonnenen Ersatz-Chymosin ist vor allem bei allen Hartkäsesorten zu rech-

nen, kennzeichnungsfrei!
Ein kleiner Hoffnungsschimmer liegt in der nationalen Verordnung, die den Etiketthinweis „gentechnikfrei“ bzw. „ohne Gentechnik“ zulässt. Dieser Hinweis soll garantieren, dass absolut nichts in dem Lebensmittel mit gentechnischen Verfahren zu tun hatte, in diesem Fall auch die verwendeten Zusatzstoffe nicht. Ob dieser Anspruch zu verwirklichen ist, bleibt zweifelhaft, aber er ist ein wichtiger Schritt zur Substanz- bzw. Risikominimierung.

## Richtig einkaufen – gesünder genießen

Gesundheitsbewusster Lebensmitteleinkauf wird in Zukunft noch schwieriger. Der Aufwand dafür lohnt sich, denn mit nichts kommt unser Körper so intensiv in Berührung wie mit Nahrung. Hier sind die wichtigsten Einkaufshilfen zusammengestellt:

- Gewöhnen Sie sich an, bei jedem Produkt einen Blick auf die Zutatenangabe zu werfen! Sie enthüllt nicht alles, aber vieles.
- Gönnen Sie sich wieder Zeit zum Selbstkochen. Dann ist der Kauf frischer, unbehandelter Ware möglich und Sie haben natürliche „Light-Produkte“. Je weniger Fertiggerichte, umso besser!
- Bevorzugen Sie Lebensmittel aus ökologischer Landwirtschaft! Auch sie können nicht völlig unbelastet sein, sind aber immer die schadstoff- und rückstandsärmere Alternative.
- Achten Sie beim Biokauf auf die eingetragenen Warenzeichen! Der „Bio“welle haben sich viele Hersteller mit qualitativ minderwertigen Produkten angeschlossen, kaschiert mit Namen und Emblemen, die auf den ersten Blick leicht mit den echten zu verwechseln sind.
- Machen Sie sich Manipulation und Verführung durch zielgruppengerechte Werbung und psychologisch gesteuerte Verkaufsauslage bewusst.
- Entwickeln Sie sich zum kritischen, selbsbewussten Käufer! Sie entscheiden, welche Lebensmittel Ihr Geld wert sind.
- Werden Sie nicht zum Gewohnheitskäufer! Unbemerkt

kann ein Produkt, das Sie einmal für gut befunden haben, bei gleich gebliebenem Outfit mit unerwünschten Zutaten bereichert worden sein.

- Lassen Sie sich nicht durch fehlende E-Nummern täuschen! Unser Einkaufsführer hilft Ihnen beim Entschlüsseln und Bewerten von Namen!
- Meiden Sie Produkte, die Sie über Inhaltsstoffe nur unbefriedigend informieren, besonders wenn Sie bestimmte Stoffe nicht vertragen
- Lassen Sie sich – soweit überhaupt möglich – nicht auf Genfood ein! Die Folgen sind noch nicht abschätzbar.

## Wie Sie diese Buch nutzen können

Im Grunde so, wie Sie wollen; Anleitungen sind nicht zwingend nötig, die Ampelfarben sprechen eine eindeutige Sprache. Der Text erfordert kein systematisches Lesen von vorne bis hinten. Trotz des inhaltlichen „roten Fadens" ist der Einstieg in jeden Abschnitt mittendrin möglich. Zu fast allen Aspekten gäbe es viel Interessantes, Spannendes zu schreiben. Intention dieses Buches ist aber nicht, Ihnen einen Lebensmittelkrimi oder Sciencefiction anzubieten, sondern eine effektive Einkaufshilfe mit praktisch-schlüssigem Handling. Dabei verstehen sich die Anregungen nicht als unumstössliche Wahrheiten. Keinem ist eine hundertprozentig sichere Analyse und Qualitätsbeurteilung von Lebensmitteln möglich.

Mit diesem Realitätsbewusstsein ist an die tägliche Entscheidung für das, was wir essen, heranzugehen. In diesem Sinne können wir das Ergebnis eingehender Recherchen knapp und übersichtlich darstellen und nach bestem Wissen und Gewissen bewerten, nicht aber die Entscheidung dem Einzelnen abnehmen und verantworten.

Auch unsere Bewertungen sind subjektiv. Sich auf drei Einschätzungen (grün, gelb, rot) einzulassen und damit Übersichtlichkeit zu schaffen, ist praktisch, aber auch schwierig. Gerne hätten wir für eine differenziertere Gewichtung auch mal ein Plus, ein Minus oder eine Zwischenwertung vergeben. Häufig waren Studienergebnisse von Tierversuchen für uns Anlass, ein Gelb zu vergeben, trotz mangelnder Übertragbarkeit auf den Menschen. Es schien uns zumindest Vorsicht geboten. Auch die Problematik der Substanzsummation, der Blick auf gängige Ernährungspraktiken – weniger nur die isolierte Betrachtung der Einzelsubstanz – war uns bei der Entscheidungsfindung wichtig. Für einige Zusatzstoffe, besonders ganz neu zugelassene oder solche, die sich derzeit gerade in der nationalen Umsetzungsphase befinden, liegen oft noch keine Untersuchungsdaten vor. Hier mussten wir „unter Vorbehalt" entscheiden.

Die gleiche Unsicherheit besteht für gentechnisch hergestellte Stoffe. Sie finden unter Gewinnung den entsprechenden Hinweis, in die Bewertung ist die Genherkunft nicht eingeflossen, sonst hätte es kaum noch einen grünen Punkt gegeben.

## Erklärungshilfen

● *Unbedenklich*. Sie können sich recht sicher fühlen, wenn Sie die Stoffe in Maßen aufnehmen, sich vielseitig mit hohem Frischkostanteil ernähren und der Hauptanteil Ihrer Nahrung nicht aus Fertigprodukten besteht. Nebenwirkungen sind bisher nicht bekannt, oder es gilt in Einzelfällen der Zusatz „unter Vorbehalt".

● *Bedenklich*. Hier ist Skepsis angebracht. Es haben sich nicht nur im Tierversuch Auffälligkeiten und unerwünschte Begleiterscheinungen gezeigt.

● *Sehr bedenklich*. Es gilt absolute Warnung. Zwar gilt durch die Zulassung der getesteten Einzelsubstanz deren offizielle Unbedenklichkeit, aber das toxische und allergene Potential stellt ein unkalkulierbares Risiko dar.

„In zahlreichen Lebensmitteln" bedeutet, dass in unzähligen Produkten mit diesen Stoffen gerechnet werden muss, unabhängig von den aufgezählten Beispielen; Produktvergleich lohnt.

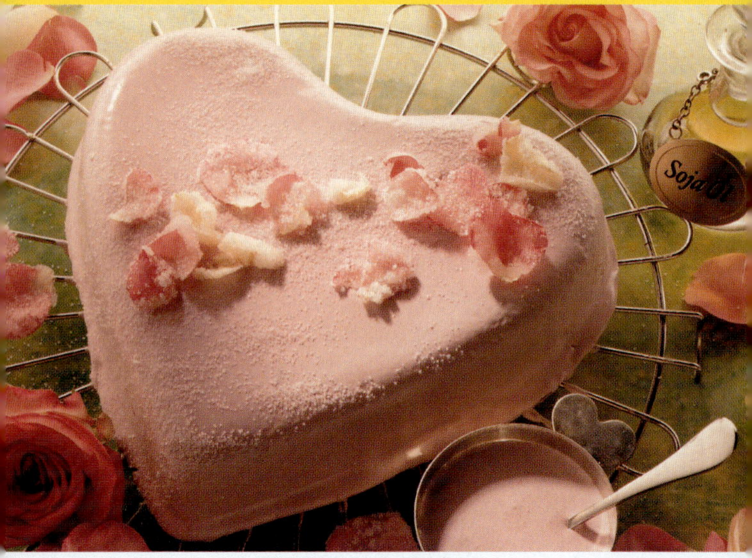


# Farbstoffe

Vor den aus Verbrauchersicht unnötigsten Zusatzstoffen gibt es nur schwer ein Entrinnen. Selbst im hellen Vanillepudding ist, von Konsumenten nicht erwartet, der gesundheitsgefährdende Azofarbstoff Tartrazin (E 102) enthalten!

Mit ihrer kosmetischen Funktion sollen Farbstoffe dem Käufer Appetitlichkeit und Frische der Lebensmittel suggerieren, ihn zum Essen animieren. Farbverluste der Rohzutaten sind während der industriellen Verarbeitung unvermeidbar. Da aber „das Auge mitisst", blasse Farben nicht besondere appetit- und genussfördernde Wirkung haben und die optische Wahrnehmung zu einer bestimmten Geschmackserwartung führt, liegt es nahe, Lebensmittel durch Zusätze wieder ihrem Originalfarbton anzugleichen.

Rote Lebensmittel lassen einen hohen Fruchtanteil vermuten (was ein Trugschluss sein kann), bei dunklen Backwaren wird ein hoher Vollkorn- oder Kakaoanteil erwartet (Zuckerkulör macht's möglich)!

Farbzusätze können Mängel des Lebensmittels maskieren und bessere Qualität vermuten lassen, weshalb es rechtliche Vorschriften zum Schutz vor Täuschung gibt. Dennoch ist diese Zusatzstoffgruppe die umstrittenste, da der fragwürdigen Notwendigkeit ihres Einsatzes in besonderem Maß die Problematik gesundheitlicher Bedenklichkeit gegenübersteht. Das Gefahrenpotential gilt allerdings nicht für alle Farbstoffe. Für 30 Lebensmittel bzw. Lebensmittelgruppen sind Farbstoffe ausnahmslos verboten.
Zu unterscheiden sind Farbstoffe natürlicher Herkunft von synthetisch hergestellten; aus Kostengründen ist in Lebensmitteln überwiegend mit synthetisierten Substanzen zu rechnen. Die Farbstoff-Richtlinie in der Zusatzstoff-Zulassungsverordnung unterscheidet drei Zulassungskategorien:

1. Farbstoffe, die – mit einigen Ausnahmen – Lebensmitteln allgemein zugesetzt werden dürfen,
2. Farbstoffe, die in begrenzter Menge nur in bestimmten Lebensmitteln verarbeitet werden dürfen,
3. einige Lebensmittel (25), für die nur bestimmte Farbstoffe zugelassen sind (z. B. für Mimolette-Käse nur eine begrenzte Menge E 160b).

● **E 100 Kurkumin** – Farbe: Gelb
*Gewinnung:* natürlich und synthetisch
*Kann enthalten sein:* z. B. in Currypulver und -saucen, Senf, Saucen, Suppen, Reisfertiggerichten, Kartoffelflocken, Konfitüren, Gelees, Marmeladen, Chutney, kandierten Früchten und Gemüsen, Süßwaren, Fischpasten, Wurst, nichtalkoholischen mit Aromastoffen versetzten Getränken

● **E 101 Riboflavin** – Farbe: Gelb-Grün
*Gewinnung:* natürlich und synthetisch, bei dem Farbstoff handelt es sich um Vitamin $B_2$

**Riboflavin-5'-Phosphat**
***Gewinnung:*** synthetisch
***Können enthalten sein:*** in Lebensmitteln allgemein, z. B. Maronencreme, Flammeris (Pudding), Desserts, Kleingebäck, Tortendekor und -füllungen, Kuchen, Mayonnaise, Suppen, Teigwaren, Kunstspeiseeis, behandeltem Obst und Gemüse, in Essig, Speiseöl oder Salzlake eingelegtem Gemüse (außer Oliven), Konfitüre und Gelee „extra"
***Gesundheitliche Bewertung:*** Vitaminwirkung

● **E 102 Tartrazin** (Azo-Farbstoff) – Farbe: Gelb
***Gewinnung:*** synthetisch
***Kann enthalten sein:*** (1) z. B. in Obstkonserven, kandiertem Obst, Desserts, Puddingpulver (Vanille), Kunstspeiseeis, Dekorationen und Überzügen, alkoholfreien aromatisierten Getränken, Americano, Bitter soda, Bitter vino, Fruchtaroma-, Kräuter- und Gewürzlikören, Kuchenmischungen und Keksen, aromatisiertem Schmelzkäse, essbaren Käserinden und Wursthüllen, Lachsersatz, Salatsaucen, Würzmischungen, Senf, Snacks, Knabbererzeugnissen, Nahrungsergänzungsmitteln;
(2) außerdem in Processed Mushy and Garden Peas (Konserven)
***Gesundheitliche Bewertung:*** häufigster Allergieauslöser! Besondere Vorsicht bei Unverträglichkeit von Acetylsalicylsäure! Hautausschläge, heuschnupfenähnliche Symptome, Heufieber, Atembeschwerden, Sehstörungen, Hautflecken
***Sonstiges:*** In vielen Ländern verboten (z. B. Schweden und Norwegen) bzw. stark eingeschränkt; in Deutschland ist das Verbot durch EU-Angleichung wieder aufgehoben worden. Trotz bekanntem allergischem Potential wird Tartrazin zum Färben von Medikamenten verwendet

● **E 104 Chinolingelb** – Farbe: Pastellgelb bis Gelbgrün
***Gewinnung:*** synthetisch
***Kann enthalten sein:*** siehe Lebensmittel unter E 102 (1),

außerdem in Marmeladen, Gelees, Konfitüre (einschließlich kalorienverminderten)
***Gesundheitliche Bewertung:*** Achtung Allergiker! Besondere Vorsicht bei Unverträglichkeit von Acetylsalicylsäure! In Tierversuchen Lebertumore!
***Sonstiges:*** In den USA verboten! Entspricht chemisch dem so genannten Solvent-yellow-33; wird auch zum Färben von Ostereiern verwendet

- **E 110 Gelborange, Sunsetgelb FCF** (Azo-Farbstoff) – Farbe: Gelb
***Gewinnung:*** synthetisch
***Kann enthalten sein:*** siehe Lebensmittel unter E 102 (1), außerdem in Marmeladen, Gelees, Konfitüren (auch kalorienverminderten)
***Gesundheitliche Bewertung:*** Achtung Allergiker! Besondere Vorsicht bei Unverträglichkeit von Acetylsalicylsäure! In Tierversuchen Nierentumore!

- **E 120 Echtes Karmin, Cochenille, Karminsäure** – Farbe: Karminrot
***Gewinnung:*** natürlich
***Kann enthalten sein:*** siehe Lebensmittel unter E 102 (1), außerdem in roten Obstkonserven, rot geädertem Käse, Konfitüren, Gelees, Marmeladen, mit Fruchtgeschmack aromatisierten Frühstücksgetreideprodukten, Wurst, Breakfast Sausages und Hackfleisch (mit bestimmtem pflanzlichen bzw. Getreideanteil), Wurst
***Gesundheitliche Bewertung:*** Achtung Allergiker!
***Sonstiges:*** Verwendung auch für Dekorkosmetik. Cochenillegewinnung aus getrockneten Scharlachschildläusen sehr teuer, daher überwiegend synthetische Herstellung (E 124)

- **E 122 Azorubin, Carmoisin** (Azo-Farbstoff) – Farbe: Rot
***Gewinnung:*** synthetisch
***Kann enthalten sein:*** siehe Lebensmittel unter E 102 (1), besonders in Süßwaren

***Gesundheitliche Bewertung:*** Achtung Allergiker! Besondere Vorsicht bei Unverträglichkeit von Acetylsalicylsäure! Wird oft als unschädlich eingestuft, in Tierversuchen negative Einflüsse auf Blutbild, Lunge, Bauchspeicheldrüse und Lymphsystem

- **E 123 AMARANTH** (Azo-Farbstoff) – Farbe: Rot
  ***Gewinnung:*** synthetisch
  ***Kann enthalten sein:*** nur in Aperitifweinen, Spirituosen (einschließlich Erzeugnissen mit max. 15 % vol. Alkohol) und Fischrogen
  ***Gesundheitliche Bewertung:*** Achtung Allergiker! Besondere Vorsicht bei Unverträglichkeit von Acetylsalicylsäure, in Tierversuchen Kalkablagerungen in den Nieren und erhöhte Infektanfälligkeit
  ***Sonstiges:*** nicht zu verwechseln mit dem Getreideersatz Amarant (einem wertvollen Korn für Backwaren, Müsli, Knabbererzeugnisse)

- **E 124 COCHENILLEROT A, PONCEAU 4R** (Azo-Farbstoff) – Farbe: Rot
  ***Gewinnung:*** synthetisch
  ***Kann enthalten sein:*** siehe Lebensmittel unter E 102 (1)
  ***Gesundheitliche Bewertung:*** Achtung Allergiker! Besondere Vorsicht bei Unverträglichkeit von Acetylsalicylsäure!
  ***Sonstiges:*** Echtes Cochenille siehe E 120

- **E 127 ERYTHROSIN** (Azo-Farbstoff) – Farbe: Rosarot
  ***Gewinnung:*** synthetisch
  ***Kann enthalten sein:*** nur in Cocktailkirschen, kandierten Kirschen, Bigarreaux-Kirschen (Kaiserkirschen) in Obstcocktails und Sirup
  ***Gesundheitliche Bewertung:*** Achtung Allergiker! Kann Lichtempfindlichkeit hervorrufen; wird als Mitverursacher für die Hyperaktivität bei Kindern vermutet. Es besteht durch den hohen Jodanteil der Verdacht auf krankhafte Aktivitätssteigerung der Schilddrüse; in

Tierversuchen Störungen der Nervenfunktion und Zellentartung des Schilddrüsengewebes. Im Bakterienversuch erbgutverändernd

**E 128** **Rot 2G** (Azo-Farbstoff) – Farbe: Rot
***Gewinnung:*** synthetisch
***Kann enthalten sein:*** nur in Hackfleisch (mit mind. 4 % pflanzlichem bzw. Getreideanteil), Breakfast Sausages (mit mindestens 6 % Getreideanteil)
***Gesundheitliche Bewertung:*** Achtung Allergiker!

**E 129** **Allurarot AC** (Azo-Farbstoff) – Farbe: Rot
***Gewinnung:*** synthetisch
***Kann enthalten sein:*** siehe Lebensmittel unter E 102 (1), außerdem in Luncheon Meat, Breakfast Sausages (mit mindestens 6 % Getreideanteil), Hackfleisch (mit mindestens 4 % pflanzlichem bzw. Getreideanteil)
***Gesundheitliche Bewertung:*** Achtung Allergiker!
***Sonstiges:*** auch Kennzeichnungsfarbe für Fleischteile

**E 131** **Patentblau V** (Azo-Farbstoff) – Farbe: Blauviolett
***Gewinnung:*** synthetisch
***Kann enthalten sein:*** siehe Lebensmittel unter E 102 (1), bei Süßwaren vor allem in Eisbonbons
***Gesundheitliche Bewertung:*** wird meist als unbedenklich eingestuft, andererseits traten bei Allergikern innerhalb weniger Minuten Hautreaktionen auf!

**E 132** **Indigotin I, Indigokarmin** (Azo-Farbstoff) – Farbe: Blau
***Gewinnung:*** natürlich und synthetisch
***Kann enthalten sein:*** siehe Lebensmittel unter E 102 (1)
***Gesundheitliche Bewertung:*** wird allgemein als unbedenklich eingestuft, ruft aber allergische Reaktionen hervor; beeinträchtigt die Wirkung von Verdauungsenzymen. In Tierversuchen in Verbindung mit Natriumnitrit Erbgutschäden
***Sonstiges:*** Kritische Lebensmittelkombinationen sind

gepökelte Wurst mit indigohaltigen Desserts oder Likören (z. B. Hawaii-Toast oder Pizza mit entsprechendem Dessert). Der Farbstoff wird für medizinische Diagnoseverfahren eingesetzt

- **E 133 BRILLANTBLAU FCF** – Farbe: Hellblau
*Gewinnung:* synthetisch
*Kann enthalten sein:* siehe Lebensmittel unter E 102 (1) und (2)
*Gesundheitliche Bewertung:* wird offiziell als unbedenklich eingestuft; in Tierversuchen wurde bei weiblichen Tieren Gewichtsreduktion beobachtet; hohe Konzentrationen führen zu Ablagerungen in Nieren und Lymphsystem

- **E 140 CHLOROPHYLLE UND CHLOROPHYLLINE** – Farbe: Grün
*Gewinnung:* natürlich
*Können enthalten sein:* z. B. in grünen Nudeln, Kunstspeiseeis, Kaugummi, Konfitüren, Marmeladen, Gelees, eingelegtem Gemüse (in Salzlake, Essig oder Speiseöl), Sage-Derby-Käse
*Sonstiges:* werden auch für Arzneimittel, z. B. Hautsalben, verwendet

- **E 141 KUPFERHALTIGE KOMPLEXE VON CHLOROPHYLLEN UND CHLOROPHYLLINEN** – Farbe: Olivgrün
*Gewinnung:* natürlich
*Können enthalten sein:* z. B. in Konserven mit Grüngemüse und grünen Früchten, Kaugummi, Kunstspeiseeis, Süßwaren, diversen alkoholischen Getränken
*Gesundheitliche Bewertung:* unbedenklich, außer für Patienten mit Wilson-Syndrom (Kupferstoffwechselstörung)

- **E 142 GRÜN S** (Azo-Farbstoff) – Farbe: Blau-Grün
*Gewinnung:* synthetisch
*Kann enthalten sein:* siehe Lebensmittel unter E 102 (1) und (2), besonders Pfefferminzsüßwaren
*Gesundheitliche Bewertung:* Achtung Allergiker! Es be-

steht der Verdacht der Tumorbegünstigung; im Bakterienversuch wurden erbgutverändernde Auswirkungen festgestellt

● **E 150a** Einfaches Zuckerkulör – Farbe: Braun
***Gewinnung:*** natürlich
***Kann enthalten sein:*** in Lebensmitteln allgemein, z. B. Backwaren (lockerelastische, dunkle Brote, Toastbrot), Gelees, Marmeladen, Konfitüren, Essig, in Salzlake, Speiseöl oder Essig eingelegtem Gemüse (außer Oliven), Fertigsaucen, Kaffeeextrakt, dunklen Puddingsorten, Getränken (Instantgetränken, Whisky, einigen Getreidespirituosen, Brandy, Branntwein, Weinbrand, Rum, Grappa invecchia u. a.)

● **E 150b** Sulfitlaugen-Zuckerkulör
***Gewinnung:*** synthetisch und gentechnisch
● **E 150c** Ammoniak-Zuckerkulör
● **E 150d** Ammonsulfit-Zuckerkulör
***Gewinnung:*** synthetisch und gentechnisch
***Können enthalten sein:*** siehe unter E 150a
***Gesundheitliche Bewertung:*** Bei E 150c-d wurden blutbildverändernde Beobachtungen gemacht

● **E 151** Brillantschwarz (Azo-Farbstoff) – Farbe: Schwarz
***Gewinnung:*** synthetisch
***Kann enthalten sein:*** z. B. in deutschem Kaviar (falscher Kaviar), dunklen Saucen, Lakritzwaren
***Gesundheitliche Bewertung:*** Achtung Allergiker! Negative Wirkung auf den Darm (speziell Verdauungsenzyme)

● **E 153** Pflanzenkohle (Carbo vegetabilis) – Farbe: Schwarz
***Gewinnung:*** natürlich
***Kann enthalten sein:*** in Lebensmitteln allgemein, z. B. Süßwaren, Fruchtsaftkonzentraten, schwarzen Wachsumhüllungen einiger Käsesorten (Morbier-Käse), weinhaltigen Getränken

***Sonstiges:*** Bei mangelnder Reinheit kann Benzpyren, das auch beim Grillen auf Kohle entsteht, enthalten sein (krebsbegünstigend!)

- **E 154 BRAUN FK** (Gemisch von Azofarbstoffen) – Farbe: Gelbbraun
  ***Gewinnung:*** synthetisch
  ***Kann enthalten sein:*** z. B. in Räucherheringen aus Großbritannien und Norwegen („Kippers“)
  ***Gesundheitliche Bewertung:*** Achtung Allergiker!
  ***Sonstiges:*** in Deutschland noch verboten; soll für Räucher- und Salzfische zugelassen werden

- **E 155 BRAUN HT** (Azo-Farbstoff) – Farbe: Rotbraun
  ***Gewinnung:*** synthetisch
  ***Kann enthalten sein:*** z. B. in Süßwaren aus Großbritannien
  ***Gesundheitliche Bewertung:*** Achtung Allergiker!
  ***Sonstiges:*** in Deutschland noch verboten; soll für die gleichen Lebensmittel wie für E 102 zugelassen werden. In Tierversuchen Ablagerungen in Nieren und Lymphknoten

- **E 160a GEMISCHTE CAROTINE, BETA-CAROTIN** – Farbe: Gelb-Orangerot
  ***Gewinnung:*** natürlich, synthetisch und gentechnisch
  ***Können enthalten sein:*** in Lebensmitteln allgemein, z. B. Butter, Käse, Marzipan, Persipan, Eiprodukten, Teig- und Backwaren, Saucen auf Tomatenbasis, Getränken

- **E 160b ANNATTO, BIXIN, NORBIXIN** – Farbe: Orange
  ***Gewinnung:*** natürlich und gentechnisch
  ***Kann enthalten sein:*** nur in Dekorwaren und Überzügen, Feinen Backwaren, Dessertspeisen, Speiseeis, Likören, Snacks, Knabbererzeugnissen, aromatisiertem Schmelzkäse, essbaren Käserinden und Wursthüllen, Räucherfisch

- **E 160c PAPRIKAEXTRAKT, CAPSANTHIN, CAPSORUBIN** – Farbe: Orangerot

***Gewinnung:*** natürlich und synthetisch
***Kann enthalten sein:*** in Lebensmitteln allgemein, besonders in Cremes, Füllungen, Puddingpulver, Dessert- und Tortendekor, Wurst, Patè, Schüsselpasteten, Konfitüren, Gelees, Teigwaren und Gnocci, orangefarbenen oder gelblich reifenden Käsesorten, extrudierten, gepufften Frühstücksgetreideprodukten

- **E 160d** LYCOPIN – Farbe: Rot
***Gewinnung:*** natürlich und synthetisch
***Kann enthalten sein:*** z. B. in aromatisiertem Schmelzkäse, Desserts, Würzmitteln (Currypulver), Fisch- und Krebstierpasteten, Knabbererzeugnissen, essbaren Käse- und Wurstrinden, flüssigen und festen Diätergänzungsstoffen

- **E 160e** BETA-APO-8'-CAROTINAL C30 – Farbe: Orangerot
- **E 160f** BETA-APO-8'-CAROTIN-ESTER C30 – Farbe: Orangerot
***Gewinnung:*** synthetisch
***Können enthalten sein:*** siehe Lebensmittel unter E 102 (1)
***Gesundheitliche Bewertung:*** unter Vorbehalt

- **E 161b** LUTEIN – Farbe: Orange
***Gewinnung:*** natürlich
***Kann enthalten sein:*** z. B. in Schmelzkäse, Chutney, Senf, Fisch- und Krebstierpasten, Lachsersatz, Würzmitteln, Desserts, Fruchtzubereitungen, Nahrungsergänzungsmitteln

- **E 161g** CANTHAXANTHIN – Farbe: Gelborange/Orangerot
***Gewinnung:*** synthetisch
***Kann enthalten sein:*** nur in Saucisses de Strasbourg
***Gesundheitliche Bewertung:*** begünstigt Leberschäden
***Sonstiges:*** in Bräunungspillen mittlerweile verboten wegen Ablagerungen in der Netzhaut

- **E 162** BEETENROT – Farbe: Rot
***Gewinnung:*** natürlich

***Kann enthalten sein:*** in Lebensmitteln allgemein, z. B. Gummibärchen, Fruchtgeleebonbons, Glasuren, Kunstspeiseeis, Kaugummi, Würstchen und Wurstwaren, Saucen, Teigwaren, in Essig, Speiseöl oder Salzlake eingelegtem Gemüse, Marmelade, Gelee, Konfitüre, mit Fruchtsaft aromatisiertem Frühstücksgetreide

- **E 163 ANTHOCYANE** – Farbe: Rosarot, Violett, Blau
***Gewinnung:*** natürlich
***Können enthalten sein:*** in Lebensmitteln allgemein, z. B. Fruchtsäften, -sirup, -konserven, aromatisierten Frühstücksgetreideprodukten, rot geädertem Käse, in Essig, Speiseöl oder Salzlake eingelegtem Gemüse (außer Oliven), Konfitüren, Gelees und Marmeladen (auch kalorienreduzierten Erzeugnissen)

- **E 170 CALCIUMCARBONAT** (Kreide) – Farbe: Weiß
***Gewinnung:*** natürlich
***Verwendung:*** auch als Säureregulator und Trennmittel (Rieselhilfe)
***Kann enthalten sein:*** in Lebensmitteln allgemein, z. B. Quark, gereiftem Käse, Käserinden, Kaugummi

- **E 171 TITANDIOXID** – Farbe: Weiß
***Gewinnung:*** natürlich-technologisch
***Kann enthalten sein:*** in Lebensmitteln allgemein, z. B. Dekor- und Süßwaren, Drageeüberzügen

- **E 172 EISENOXIDE UND- HYDROXIDE** – Farbe: Gelb, Rot, Orange und Schwarz
***Gewinnung:*** natürlich-technologisch
***Können enthalten sein:*** in Lebensmitteln allgemein, z. B. Lachs- und Krabbenpaste, Fertigdessertmischungen, Fertigkuchenmischungen, Süßwaren, schwarzen Oliven, Käserinden, Drageeüberzügen

- **E 173 ALUMINIUM** – Farbe: Silbergrau
***Gewinnung:*** natürlich-technologisch

***Kann enthalten sein:*** nur in Überzügen von Zuckerwaren und Dekorationen von Kuchen und Feinen Backwaren
***Gesundheitliche Bewertung:*** Nebenwirkungen noch nicht bewiesen, aber Vorsicht bei Alzheimer-Erkrankung und Nierenschäden. In Kontakt mit Zahnplomben metallischer Geschmack und unangenehmes Ziehen

- **E 174 Silber** – Farbe: Silbergrau
***Gewinnung:*** natürlich-technologisch
***Verwendung:*** auch als Konservierungsstoff und Entkeimungsmittel
***Kann enthalten sein:*** nur in Überzügen von Süßwaren, Verzierungen von Pralinen, Likör
***Gesundheitliche Bewertung:*** wird meist als unschädlich eingestuft; in Tierversuchen negative Einflüsse auf das Immunsystem (Blockade zahlreicher Enzymfunktionen); Reaktionen mit Zahnplomben bekannt (siehe E 173!); Silbersalze sind auch für Bakterien giftig; es sind schädigende Einflüsse auf die erwünschten, notwendigen Keime der Darmflora anzunehmen

- **E 175 Gold**
***Gewinnung:*** natürlich-technologisch
***Kann enthalten sein:*** nur in Überzügen von Süßwaren, Verzierungen von Pralinen und Likör (Goldwasser)
***Gesundheitliche Bewertung:*** in Spuren unschädlich; wird als Medikament in der Rheumatherapie eingesetzt. Es sind Reaktionen mit Zahnplomben bekannt

- **E 180 Litholrubin BK** (Azo-Farbstoff) – Farbe: Rot
***Gewinnung:*** synthetisch
***Kann enthalten sein:*** nur in essbarer Käserinde
***Gesundheitliche Bewertung:*** wird oft als unbedenklich eingestuft. In seltenen Fällen allergische Reaktionen; in Tierversuchen Schäden an Nieren, Milz und Schilddrüse sowie eine reduzierte Infektabwehr und höhere Sterblichkeit

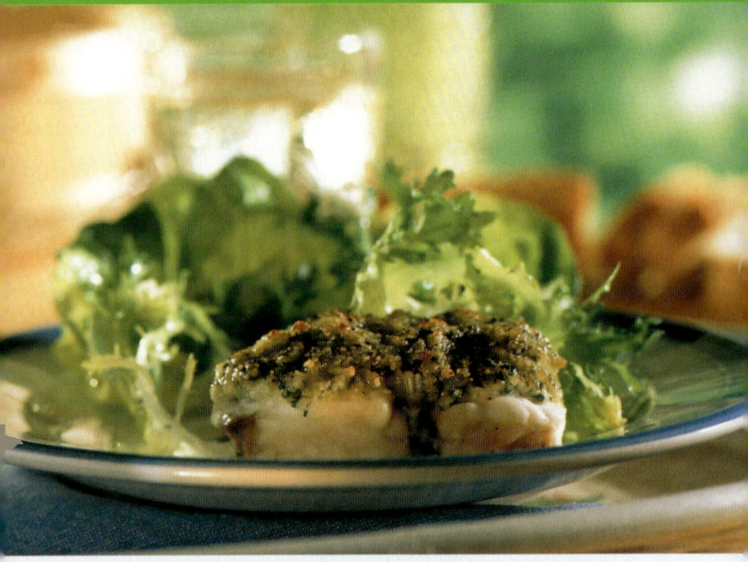

# Konservierungsstoffe

Der Horror vor „ungebetenen Gästen" auf und in Lebensmitteln fördert den Einsatz von Konservierungsstoffen. Im Kampf gegen Schimmel, Bakterien und Co. für eine längere Haltbarkeit sollen sie vor Erkrankungen durch Lebensmittelverderb (Fäulnis, Schimmel, Ranzigkeit, unerwünschte Gärung und Sauerwerden) und Lebensmittelvergiftungen (z. B. durch Salmonellen, Staphylokokken, Botulinusbazillen usw.) schützen. Aber auch Konservierungsstoffe können nicht ausnahmslos ohne Reue verzehrt werden; die erwünschte Abtötungsrate von Keimen hat ihren Preis. Besonders Allergiker, Asthmatiker und Leberkranke müssen auf diese Substanzgruppe ein besonderes Augenmerk richten. Schon unter dem ADI-Wert liegende aufgenommene Mengen können bei einigen Stoffen, je nach individueller Empfindlichkeit, unerwünschte Reaktionen auslösen.
Besondere Vorsicht empfiehlt sich vor allem gegenüber Nitritpökelsalz (Natriumnitrit) und Schwefelverbindun-

gen (E 220-228). Bei Nitraten und Nitriten, die nur in Verbindung mit Salzen zum Einsatz kommen dürfen, zeichnet sich die verbraucherfeindliche Entwicklung ab, dass es künftig ausreicht, sie nur noch mit dem Sammelbegriff „Konservierungsstoffe“ zu deklarieren. Für Schwefeldioxid und Sulfite sind unter anderem das allergische Potential, negative Einflüsse auf den Kohlenhydratstoffwechsel durch Enzymhemmung und Vitaminstörung ($B_1$ und Folsäure) bekannt. Eine Deklaration muss ab einer bestimmten Menge erfolgen. Winzergemeinschaften haben sich bisher erfolgreich gegen die für einen glaubwürdigen Verbraucherschutz dringend nötige Zusatzstoffkennzeichnung gewehrt. Selbst bei Spitzenweinen besteht „Schwefelfreiheit“ und das ungebremste Trinkrisiko. Der sowieso schon hoch angesetzte ADI-Wert wird vor allem durch den Genuss von süßen Weißweinen schnell überschritten.

## ● E 200 Sorbinsäure
## ● E 202 Kaliumsorbat
## ● E 203 Calciumsorbat

***Gewinnung:*** synthetisch
***Verwendung:*** bei der Herstellung aller Lebensmittel
***Können enthalten sein:*** z. B. in Milch, Milchprodukten, Käse, Quark, Fruchtjogurt, Margarine, Salatsaucen, Ketchup, Senf, Feinkostsalaten, Fischerzeugnissen, Fleisch- und Wurstwaren (auch in Füllungen, z. B. bei Ravioli), sauer eingelegtem Gemüse, Tee-Flüssigkonzentraten (Früchte, Kräuter), Wein, Apfelwein, Brot (Schnitt- und Diätbrot), Kuchen und Torten, Füllungen (Frucht- und Nussmassen), Süßwaren (z. B. Nougat, Marzipan, Persipan), Instantsuppen, Spirituosen (mit weniger als 15 % vol. Alkohol), Semmelknödel- und Kartoffelteig, vorgebackenen Kartoffelprodukten, Gnocci, Polenta, Oliven und -zubereitungen, Eiprodukten
***Gesundheitliche Bewertung:*** in seltenen Fällen allergische Reaktionen
***Sonstiges:*** Sorbinsäure und ihre Salze hemmen

Wachstum und Vermehrung zahlreicher Schimmelpilz-, Hefepilz- und Bakterienarten (gegen schon vorhandene Schimmelpilze sind sie wirkungslos). Sie können den Geschmack des Lebensmittels beeinträchtigen; E 200 wird auch zur Konservierung bei Arzneimitteln, Kosmetika, Reinigungsmitteln und Tierfutter eingesetzt

- **E 210** Benzoesäure
- **E 211** Natriumbenzoat
- **E 212** Kaliumbenzoat
- **E 213** Calciumbenzoat

***Gewinnung:*** E 210 natürlich oder synthetisch, E 311-213 synthetisch

***Können enthalten sein:*** z. B. in Marinaden, Fertigsalaten, Kuchenfüllungen (Nussmassen und Fruchtzubereitungen), Backmargarine, nichtalkoholischen aromatisierten Getränken,Tee-Flüssigkonzentraten (Früchte, Kräuter), zuckerarmen Konfitüren, Gelees, Marmeladen (auch Light-Produkten), Gemüse (in Essig, Öl oder Lake eingelegt, kandiert), verschiedenen Fischerzeugnissen, nicht erhitzten Milchprodukten, Kaugummi, Senf, Würzmitteln, Diätlebensmitteln

***Gesundheitliche Bewertung:*** Achtung Allergiker! Besonders bei Empfindlichkeit gegenüber Acetylsalicylsäure; unter bestimmten Bedingungen krebsbegünstigend. In Verbindung mit E 300 Benzolbildung, besonders belastend für die Leber; Kombinationen mit E 220-227, Azofarbstoffen und Salizylsäure verstärken die negativen Wirkungen

***Sonstiges:*** Preiselbeeren enthalten besonders viel natürliche Benzoesäure; benzoesäurehaltige Essensreste nicht an Haustiere verfüttern; für Katzen können schon geringe Mengen tödlich sein

**PHB-Ester und Verbindungen**

- **E 214** Ethyl-p-hydroxybenzoat
- **E 215** Natriumethyl-p-hydroxybenzoat
- **E 216** Propyl-p-hydroxybenzoat

- **E 217 Natriumpropyl-p-hydroxybenzoat**
- **E 218 Methyl-p-hydroxybenzoat**
- **E 219 Natriummethyl-p-hydroxybenzoat**

***Gewinnung:*** synthetisch
***Können enthalten sein:*** z. B. im Geleeüberzug von gekochten, gepökelten oder getrockneten Fleischerzeugnissen, in Pasteten, Knabbererzeugnissen auf Getreide- und Kartoffelbasis, Süßwaren (ausgenommen Schokolade), flüssigen Nahrungsergänzungsmitteln
***Gesundheitliche Bewertung:*** Achtung Allergiker! Krebsbegünstigend; PHB-Ester wirken bedeutend stärker als E 210-213. Bekannt sind die leberbelastenden und gefäßerweiternden Auswirkungen
***Sonstiges:*** E 214-219 beeinträchtigen den Lebensmittelgeschmack; sie werden auch für Medikamente und Kosmetika verwendet

- **E 220 Schwefeldioxid**
- **E 221 Natriumsulfit**
- **E 222 Natriumhydrogensulfit**
- **E 223 Natriumbetabisulfit**
- **E 224 Kaliummetabisulfit**
- **E 226 Calciumsulfit**
- **E 227 Calciumbisulfit**
- **E 228 Kaliumbisulfit**

***Gewinnung:*** synthetisch
***Verwendung:*** auch als Antioxidationsmittel und Farbstabilisatoren
***Können enthalten sein:*** z. B. in Trockenobst (besonders hellen Früchten), Fruchtzubereitungen, kandierten Früchten, Geliermitteln in Backwaren, Kartoffelerzeugnissen, konservierten Meerrettich- und Spargelprodukten, Würzmitteln auf Zitrussaftbasis, Trockenpilzen, Krebstieren (Shrimps), verarbeitetem und getrocknetem Gemüse (besonders weißen Sorten), Konfitüren, Gelees, Marmeladen (auch Light-Produkten), Wein (Weißwein mehr als Rotwein; in süßem Wein mehr als trockenem)
***Gesundheitliche Bewertung:*** Achtung Allergiker!

Asthma/Pseudokrupp; Kopfschmerzen, Übelkeit, Magen-, Darmstörungen. Schwefeldioxid zerstört Vitamin $B_1$ und hemmt verschiedene Enzyme
***Sonstiges:*** Mit dem zweiten Glas Weißwein wird der ADI-Wert häufig schon überschritten

- **E 230 Biphenyl**
- **E 231 Orthophenylphenol**
- **E 232 Natriumorthophenylphenol**

***Gewinnung:*** synthetisch
***Verwendung:*** nur als Oberflächenbehandlungsmittel auf Zitrusfrüchten
***Gesundheitliche Bewertung:*** Aus Tierversuchen sind die Begünstigung von Blasenkrebs, Nierenschäden und Missbildungen bekannt
***Sonstiges:*** Oberflächenbehandlungsmittel können in die Früchte diffundieren, auch von getränktem Einwickelpapier aus; der früher häufig z. B. für Bananen eingesetzte Oberflächenbehandlungsstoff *Thiabendazol* (ehemals E 233) unterliegt nicht mehr der Zusatzstoff-Zulassungs-Verordnung; er wird weiterhin verwendet (!), ist allerdings nun in der EU-Richtlinie für Pflanzenschutzmittel geregelt

- **E 234 Nisin**

***Gewinnung:*** natürlich-fermentativ
***Kann enthalten sein:*** in gereiftem Käse und Schmelzkäse, Mascarpone, Grieß und Tapiokapudding, Clotted Cream
***Gesundheitliche Bewertung:*** Achtung Allergiker!
***Sonstiges:*** Substanz mit antibiotischer Wirkung

- **E 235 Natamycin**

***Gewinnung:*** natürlich-fermentativ oder synthetisch
***Verwendung:*** nur als Oberflächenbehandlungsmittel; kann bis etwa 5 mm in das Lebensmittel eindringen
***Kann enthalten sein:*** auf Hartkäse (außer Appenzeller),

Schnitt- und halbfettem Schnittkäse, gepökelten und getrockneten Wurstsorten
***Gesundheitliche Bewertung:*** Achtung Allergiker! Bei Aufnahme größerer Mengen sind Nierenreizungen möglich
***Sonstiges:*** Konservierungsstoff mit antimykotischer Wirkung; wird medizinisch als Antipilzmittel in der Mykosetherapie eingesetzt

### • E 239 Hexamethylentetramin

***Gewinnung:*** synthetisch
***Kann enthalten sein:*** nur in Provolone-Käse
***Sonstiges:*** Der entscheidende Wirkstoff ist Formaldehyd, das teilweise in das Lebensmittel abgegeben bzw. im Körper abgespalten wird. Die Substanz wird bei der Arzneimittelherstellung für Präparate gegen Harnwegsinfektionen (Tabletten/Dragees) und gegen starke Schweißabsonderungen (Salbenzubereitungen) eingesetzt; der Stoff ist bei der Sprengstoffherstellung von Bedeutung

### • E 242 Dimethyldicarbonat

***Gewinnung:*** synthetisch
***Kann enthalten sein:*** in alkoholfreien Getränken, alkoholfreiem Wein, Flüssigteekonzentraten und Instanttees
***Gesundheitliche Bewertung:*** kann Asthmaanfälle auslösen
***Sonstiges:*** DMDC dient der Entkeimung in der Getränkeindustrie (tötet z. B. Gärhefen ab); bei der Zersetzung von E 242 wird in Spuren das giftige Pestizid Methylcarbamat freigesetzt

### • E 249 Kaliumnitrit
### • E 250 Natriumnitrit

***Gewinnung:*** synthetisch
***Verwendung:*** Zusatz nur als Nitritpökelsalz; auch als Farbstabilisator
***Können enthalten sein:*** in nicht hitzebehandelten,

gepökelten und getrockneten Fleischerzeugnissen (auch in Dosen), gepökeltem Speck
***Gesundheitliche Bewertung:*** Krebs erregend durch Nitrosaminbildung; (siehe auch unter E 251 und 252, Sonstiges)

### ● E 251 Natriumnitrat
### ● E 252 Kaliumnitrat

***Gewinnung:*** synthetisch
***Verwendung:*** auch als Farbstabilisator
***Können enthalten sein:*** in gepökelten Fleischprodukten (auch in Dosen), Hart- und Schnittkäse, Käseanaloga (auf Milchbasis), eingelegten Heringen und Sprotten, Foie gras
***Gesundheitliche Bewertung:*** Krebs erregend
***Sonstiges:*** Nitrat ist natürlicherweise im Boden enthalten und Stickstoffquelle für Pflanzen; durch Überdüngung mit Gülle und bei Treibhauspflanzen ist die Anreicherung zu stark; es wird unkalkulierbar viel Nitrat über Lebensmittel und Getränke aufgenommen. Die aus Nitrat durch Enzyme entstehenden Nitrite verhindern den Sauerstofftransport im Blut und können zur Blausucht führen (bläulich verfärbte Lippen; besonders gefährlich für Säuglinge). Verbinden sich Nitrite und Eiweiß im Lebensmittel (z. B. Käse mit Gepökeltem) oder im Körper, kommt es zur Bildung von Nitrosaminen, die Krebs erregend sind

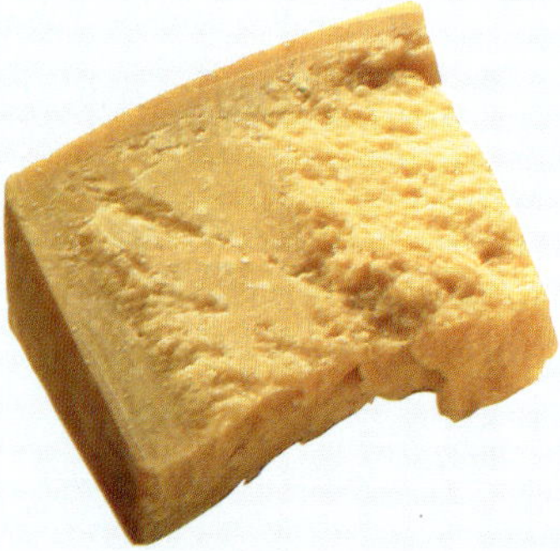

**E 280** PROPIONSÄURE
**E 281** NATRIUMPROPIONAT
**E 282** CALCIUMPROPIONAT
**E 283** KALIUMPROPIONAT

***Gewinnung:*** E 280 und 281 natürlich, synthetisch und gentechnisch, E 282 und 283 synthetisch und gentechnisch
***Können enthalten sein:*** in abgepacktem und geschnittenem Brot (auch Roggenbrot), brennwertreduziertem Brot, vorgebackenem und abgepacktem Brot (auch Brötchen), abgepackten Feinen Backwaren, abgepackten rolls, buns und pitta, Christmas pudding, Polsebrød
***Gesundheitliche Bewertung:*** Bei Ratten zeigten sich krebsähnliche Schleimhautveränderungen im Magen

**E 284** BORSÄURE
**E 285** NATRIUMTETRABORAT (BORAX)

***Gewinnung:*** synthetisch
***Können enthalten sein:*** nur noch in echtem Kaviar erlaubt und in begrenzter Menge (4 g auf 100 g Kaviar)
***Gesundheitliche Bewertung:*** hochgiftig; führen zu Erbrechen, Durchfällen, Nierenschäden; Beeinflussung des zentralen Nervensystems

**E 1105** LYSOZYM

***Gewinnung:*** natürlich-fermentativ und gentechnisch
***Kann enthalten sein:*** in gereiftem Käse
***Gesundheitliche Bewertung:*** allergisches Potential
***Sonstiges:*** gilt offiziell als unbedenklich; kommt natürlicherweise in vielen Körperflüssigkeiten und Sekreten vor; als Konservierungsstoff wird es in erster Linie aus Hühnereiklar gewonnen; bei Unverträglichkeit von Hühnereiweiß allergische Reaktionen möglich

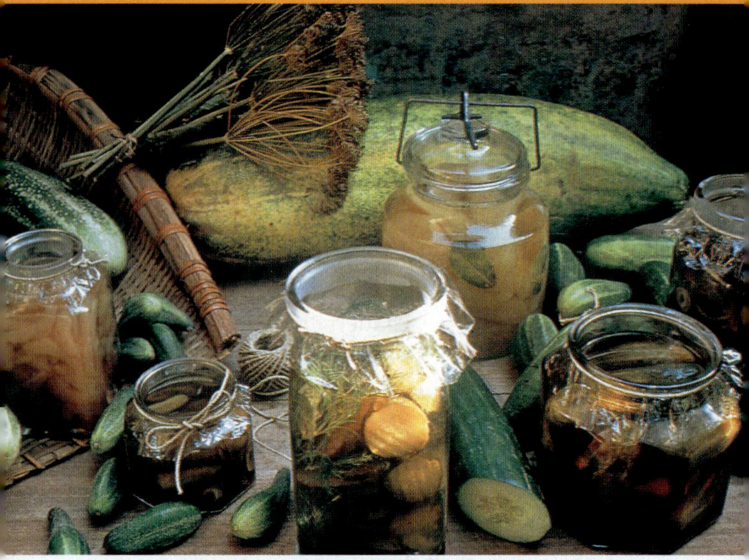

# Säuerungsmittel, Säureregulatoren

Säuren fördern Geschmack und Haltbarkeit. Deshalb werden sie sehr vielen, unterschiedlichsten Lebensmitteln als geschmacksbestimmende, konservierende Komponente zugesetzt. Aus der Erhöhung der Säurenkonzentration ergibt sich ein erniedrigter pH-Wert für das Lebensmittel, bei dem sich Mikroorganismen schlechter vermehren können. So sind Säuerungsmittel gleichzeitig Konservierungsmittel, werden aber auch als Geliermittel, Stabilisatoren und zur Wirkungsverstärkung von Antioxidationsmitteln sowie für Backtriebmittel eingesetzt.

Mit Säureregulatoren ist es möglich, den Säuregrad eines Lebensmittels immer wieder auf einen exakten Wert (pH-Wert) einzustellen, entsprechend der Geschmackserwartung der Verbraucher. Dafür muss mit so genannten Puffersubstanzen gearbeitet werden, mit denen entweder der Säuregrad verstärkt oder reduziert wird. Säureregulatoren verbessern außerdem die Gelierfähigkeit, weshalb sie bevorzugte Zusatzstoffe bei der Herstellung von Fruchterzeugnissen sind. Lebensmittelrechtlich vorgeschrieben ist für diese Stoffgruppe nicht die Angabe der Einzelsubstanzen oder deren E-Nummern auf dem Etikett, es genügt der Klassennamen, also Säureregulator oder Säuerungsmittel. Das gilt nicht für Phosphate und phosphathaltige Verbindungen, die mit ihrer genauen Bezeichnung deklariert werden müssen. Diese Substanzgruppe ist bei Kritikern besonders im Visier. Die vielfältigen Einsatzmöglichkeiten, zum Beispiel auch als Schmelzsalze, haben eine umfangreiche Verbreitung zur Folge, was die gesundheitliche Beeinträchtigungen nicht ausschließt. Ein Zuviel an Phosphor stört im Körper das enge Zusammenspiel im Kalziumstoffwechsel nachhaltig. Das meist bestehende Defizit an Kalzium wird außerdem noch verstärkt durch die Aufnahme von Citraten (E 331 bis 333), die in der Lage sind, diesen Mineralstoff zu binden.

- **E 260** ESSIGSÄURE
- **E 261** KALIUMACETAT
- **E 262** NATRIUMACETAT
- **E 263** CALCIUMACETAT

***Gewinnung:*** natürlich und synthetisch
***Verwendung:*** auch als Konservierungsmittel
***Können enthalten sein:*** in zahlreichen Lebensmitteln, besonders konserviertem Obst und Gemüse, in „Kunstsauer“ für Sauerteigwaren, französischem Spezialbrot, Salat- und Gewürzsaucen, Mixed Pickles, E 260 auch für Mozzarella und Molkenkäse
***Gesundheitliche Bewertung:*** Die Einstufung „unbedenklich“ gilt nur für Naturessig, wenn er nicht in konzentrierter Form vorliegt. Als Lebensmittelzusatz wird oft synthetischer Essig verwendet; die Aufnahme sollte insgesamt gering gehalten werden.
Achtung Hypertoniker! Die natriumhaltigen Säureregulatoren können Bluthochdruck fördern.

***Sonstiges:*** E 260 dient der Produktion des Emulgators 472c. Acetate werden auch in der Medizin eingesetzt

## • E 270 Milchsäure

***Gewinnung:*** natürlich-bakteriell, synthetisch und gentechnisch
***Verwendung:*** auch als Konservierungsmittel und Farbstabilisator
***Kann enthalten sein:*** in sehr vielen Lebensmitteln, besonders in mildgesäuerten Milchprodukten (Sauerrahmbutter, Mozzarella), Fertigsalaten, Marinaden, Dressings, sauer eingelegtem Gemüse, Limonaden, Konfitüren, Gelees, Marmeladen, Margarine, Fruchtnektar, sterilisierter, pasteurisierter oder ultrahocherhitzter Sahne (auch brennwertreduzierter), konserviertem Obst und Gemüse, Bier, frischen Teigwaren, ausschließlich aus Weizenmehl, Wasser, Hefe oder Sauerteig und Salz hergestelltem Brot, Pain courant français
***Sonstiges:*** Es gibt rechts- (L+) und linksdrehende (L-) Milchsäure. Die biologisch verträglichere L+ Säure ist für die Fertignahrung bei der Säuglingsernährung zugelassen. In der Säuglings- und Kinderernährung sollten grundsätzlich nur Milchprodukte mit der unbedenklichen L+ Milchsäure verwendet werden

## • E 325 Natriumlactat
## • E 326 Kaliumlactat
## • E 327 Calciumlactat

***Gewinnung:*** synthetisch und gentechnisch
***Verwendung:*** auch als Festigungsmittel und Schmelzsalze
***Können enthalten sein:*** in zahlreichen Lebensmitteln, z. B. Brühwurst, Schaumzuckerwaren, Pasteten, Baiser, Tortenmischungen
***Gesundheitliche Bewertung:*** Achtung Hypertoniker! Die natriumhaltigen Säureregulatoren können den Bluthochdruck fördern

- **E 290 Kohlendioxid**

*Gewinnung:* natürlich
*Verwendung:* auch als Treibgas, Backtriebmittel und Konservierungsmittel
*Kann enthalten sein:* in zahlreichen Lebensmitteln, in folienverpacktem Obst und Gemüse

- **E 296 Apfelsäure**

*Gewinnung:* synthetisch und gentechnisch
*Verwendung:* auch als Farbstabilisator

- **E 350 Natriummalate**

I) Natriummalat, II) Natriumhydrogenmalat

- **E 351 Kaliummalat**
- **E 352 Calciummalate** (Salze der Apfelsäure)

I) Calciummalat, II) Calciumhydrogenmalat
*Gewinnung:* synthetisch
*Können enthalten sein:* in sehr vielen Lebensmitteln, z. B. Fertigsaucen, konservierter Ochsenschwanzsuppe, Kartoffelchips, kalorienreduzierten Säften (Orangen-, Ananassaft), Konfitüren, Gelees, Marmeladen, E 296 auch für Obst und Gemüse in Dosen und Gläsern
*Gesundheitliche Bewertung:* Achtung Hypertoniker! Die natriumhaltigen Säureregulatoren können Bluthochdruck fördern

- **E 297 Fumarsäure**

*Gewinnung:* synthetisch und gentechnisch
*Kann enthalten sein:* in Füllungen und Überzügen von Feinen Backwaren, Desserts mit Fruchtgeschmack und geleeartigen Desserts, pulverisierten Trockendessertmischungen, Instantpulver für Fruchtgetränke und Tees, Zuckerwaren, Kaugummi
*Sonstiges:* wird auch für Arzneimittel verwendet

- **E 330 Citronensäure**
- **E 331 Natriumcitrate**

I) Mononatriumcitrat, II) Dinatriumcitrat, III) Trinatriumcitrat

- **E 332 Kaliumcitrat**
I) Monokaliumcitrat, II) Trikaliumcitrat
- **E 333 Calciumcitrate** (Salze der Zitronensäure)
I) Monocalciumcitrat, II) Dicalciumcitrat,
III) Tricalciumcitrat
***Gewinnung:*** E 330 natürlich-enzymatisch und gentechnisch, E 331-333 synthetisch und gentechnisch
***Verwendung:*** auch als Farbstabilisatoren, Komplexbildner und für Schmelzsalze
***Können enthalten sein:*** in zahlreichen Lebensmitteln, z. B. Kakao- und Schokoladenerzeugnissen, Konfitüren, Marmeladen, Gelees (auch brennwertreduzierten), sterilisierter, pasteurisierter und ultrahocherhitzter Sahne (auch brennwertreduzierter), konserviertem Obst und Gemüse, Zubereitungen aus frischem Hackfleisch (vorverpackt)
***Gesundheitliche Bewertung:*** Achtung Hypertoniker! Natriumhaltige Säureregulatoren können Bluthochdruck fördern

- **E 334 L(+)-Weinsäure**
- **E 335 Natriumtartrate**
I) Mononatriumtartrat, II) Dinatriumtartrat
- **E 336 Kaliumtartrate**
I) Monokaliumtartrat, II) Dikaliumtartrat
- **E 337 Kaliumnatriumtartat**
***Gewinnung:*** natürlich und gentechnisch
***Verwendung:*** E 334 auch als Antioxidationsmittel, Farbstabilisator und Komplexbildner; E 335-337 auch als Backtriebmittel und Stabilisatoren
***Können enthalten sein:*** in zahlreichen Lebensmitteln, z. B. Konfitüren, Gelees, Marmeladen, Traubensaft, Teigwaren, Brühwürsten, Obst- und Gemüsekonserven
***Gesundheitliche Bewertung:*** Achtung Hypertoniker! Natriumhaltige Säureregulatoren können den Bluthochdruck fördern

- **E 338 Phosphorsäure**
- **E 339 Natriumphosphate**

I) Mononatriumphosphat, II) Dinatriumphosphat, III) Tinatriumphosphat

- **E 340 Kaliumphosphate**

I) Monokaliumphosphat, II) Dikaliumphosphat, III) Trikaliumphosphat

- **E 341 Calciumphosphate**

I) Monocalciumphosphat, II) Dicalciumphosphat, III) Tricalciumphosphat

- **E 343 Magnesiumphospat**

***Gewinnung:*** natürlich

***Verwendung:*** auch als Trenn-, Mehlbehandlungs- und Festigungsmittel, Farbstabilisatoren, Komplexbildner und für Schmelzsalze

***Können enthalten sein:*** in zahlreichen Lebensmitteln in begrenzter Menge, z. B. ultrahocherhitzter und sterilisierter Milch und Sahne, Milchpulver, Frischkäse (außer Mozzarella), Schmelzkäse und -analoga, Kochsalz und -ersatz, Getränkeweißer (z. B. für Automatenkaffee), Desserts, Speiseeis, Mehl- und Backmischungen, Feinen Backwaren, Nudeln, Suppen, Saucen, Soda bread, Instant-Tee, alkoholischen Getränken (außer Wein und Bier), Frühstücksgetreidekost, Knabbererzeugnissen, Fisch- und Krebstierpasten, Panaden, Zuckerwaren, Speiseeis, Kartoffelerzeugnissen, Getränken für Sportler, kandiertem Obst, Kaugummi

***Gesundheitliche Bewertung:*** Achtung bei der Säuglings- und Kinderernährung! Phosphate können bei Kindern das „hyperkinetische Syndrom" begünstigen (krankhafte Überaktivität)

***Sonstiges:*** Sie werden offiziell als unbedenklich bzw. harmlos bezeichnet, sind aber trotzdem sehr umstritten. Sie beeinträchtigen den Kalziumstoffwechsel. Durch die starke Bindungsfähigkeit der Phosphate mit anderen Stoffen, z. B. Cadmium, Arsen, Blei, Fluor und Uranrückständen, erhöht sich über die Phosphate auch die Aufnahme dieser schädigenden Substanzen. E 341 ist nur für Kaugummi zugelassen; es ist schon in geringen Mengen in der Motten- und Kornkäferbekämpfung wirksam

**E 355 Adipinsäure**
**E 356 Natriumadipat**
**E 357 Kaliumadipat**
*Gewinnung:* synthetisch
*Verwendung:* auch als Geschmacksverstärker
*Können enthalten sein:* in Füllungen und Überzügen für Feine Backwaren, geleeartigen und Trockendesserts, Desserts mit Fruchtgeschmack, Getränkepulver

**E 363 Bernsteinsäure**
*Gewinnung:* synthetisch
*Kann enthalten sein:* in Desserts, Suppen, Brühen, Getränkepulver
*Sonstiges:* Wird auch als Kochsalzersatz verwendet

**E 380 Triammoniumcitrat** (Salz der Zitronensäure)
*Gewinnung:* synthetisch und gentechnisch
*Verwendung:* auch als Farbstabilisator
*Kann enthalten sein:* in zahlreichen Lebensmitteln

**E 450 Diphosphate**
I) Dinatriumdiphosphat, II) Trinatriumdiphosphat, III) Tetranatriumdiphosphat, IV) Dikaliumdiphosphat, V) Tetrakaliumdiphosphat, VI) Dicalciumdiphosphat, VII) Calciumdihydrogendiphosphat
**E 451 Triphosphate**
I) Pentanatriumtriphosphat, II) Pentakaliumtriphosphat
**E 452 Polyphosphate**
I) Natriumpolyphosphat, II) Kaliumpolyphosphat, III) Natriumcalciumpolyphosphat, IV) Calciumpolyphosphat
*Gewinnung:* synthetisch
*Verwendung:* auch als Trenn-, Mehlbehandlungs- und Festigungsmittel, Farbstabilisatoren, Komplexbildner und in Schmelzsalzen
*Können enthalten sein:* siehe unter E 338-343
*Gesundheitliche Bewertung:* siehe oben unter E 338-343

- **E 507 SALZSÄURE**

  ***Gewinnung:*** synthetisch
  ***Kann enthalten sein:*** in zahlreichen Lebensmitteln, wird vor allem bei der Herstellung von Würzen und Kunsthonig verwendet

- **E 513 SCHWEFELSÄURE**

  ***Gewinnung:*** synthetisch
  ***Kann enthalten sein:*** in zahlreichen Lebensmitteln, vor allem Fertigprodukten
  ***Gesundheitliche Bewertung:*** unter Vorbehalt; führt zu Enzymhemmung und Zerstörung von Vitamin $B_1$, in höherer Konzentration bzw. größeren Mengen zu Verätzungen
  ***Sonstiges:*** wird auch bei der Aufbereitung von Trinkwasser, der Herstellung von Glukosesirup und zur Modifizierung von Stärke (E 1401, z. B. für Obst- und Kräuterquark) verwendet

- **E 514 NATRIUMSULFATE**
  I) Natriumsulfat, II) Natriumhydrogensulfat
- **E 515 KALIUMSULFATE**
  I) Kaliumsulfat, II) Kaliumhydrogensulfat
- **E 516 CALCIUMSULFAT**
- **E 517 AMMONIUMSULFAT**

  ***Gewinnung:*** synthetisch
  ***Verwendung:*** auch als Trägerstoff, Trenn- und Festigungsmittel
  ***Können enthalten sein:*** in zahlreichen Lebensmitteln, vor allem Fertigprodukten
  ***Sonstiges:*** E 514 (Glaubersalz) dient im medizinischen Bereich als starkes Abführmittel; E 517 führt bei Dosierung über 6 g zu Verdauungsbeschwerden und Übersäuerung

- **E 524 NATRIUMHYDROXID** (Natronlauge, Ätznatron)

  ***Gewinnung:*** synthetisch
  ***Kann enthalten sein:*** in zahlreichen Lebensmitteln, z. B.

Laugengebäck, Konfitüren; wird zur Entbitterung von Oliven eingesetzt

- **E 525 Kaliumhydroxid** (Kalilauge, Ätzkali)
  ***Gewinnung:*** synthetisch
  ***Kann enthalten sein:*** in zahlreichen Lebensmitteln, wird auch bei der Herstellung von Instant-Tee und Kakaoerzeugnissen eingesetzt

- **E 526 Calciumhydroxid** (Kalkmilch, gelöschter Kalk)
  ***Gewinnung:*** synthetisch
  ***Kann enthalten sein:*** in zahlreichen Lebensmitteln, Käse, Kakao- und Knabbererzeugnissen; wird auch zur Herstellung von Eiklarersatz (aus Milch), zum Einlegen von Eiern und zum Wässern von Stockfisch eingesetzt
  ***Sonstiges:*** Es ist unter anderem Bestandteil von Mörtel, wird für den Stammanstrich von Obstbäumen verwendet

- **E 527 Ammoniumhydroxid** (Ammoniak/Salmiakgeist)
  ***Gewinnung:*** synthetisch
  ***Kann enthalten sein:*** in zahlreichen Lebensmitteln, wird auch zur Trinkwasseraufbereitung eingesetzt
  ***Gesundheitliche Bewertung:*** bei Überdosierung Magen- und Darmbeschwerden
  ***Sonstiges:*** Salmiakgeist ist Bestandteil zahlreicher Chemikalien, auch Haarfärbemitteln; wird zur Desinfektion und mit Wasser verdünnt zur Fleckentfernung eingesetzt

- **E 528 Magnesiumhydroxid**
  ***Gewinnung:*** synthetisch
  ***Kann enthalten sein:*** in zahlreichen Lebensmitteln, z. B. Gelees, Konfitüren

- **E 529 Calciumoxid**
  ***Gewinnung:*** synthetisch
  ***Kann enthalten sein:*** in zahlreichen Lebensmitteln, z. B. Konfitüren, Kakaoerzeugnissen

***Sonstiges:*** wird industriell bei der Zuckergewinnung und der Trinkwasseraufbereitung genutzt

### • E 530 Magnesiumoxid

***Gewinnung:*** synthetisch
***Kann enthalten sein:*** in zahlreichen Lebensmitteln, z. B. Kakao- und Schokoladenerzeugnissen
***Sonstiges:*** fördert die Rieselfähigkeit von Speisesalzen und Trockenpulverprodukten

### • E 574 Gluconsäure

***Gewinnung:*** synthetisch
***Verwendung:*** auch als Stabilisator und Komplexbildner
***Kann enthalten sein:*** in zahlreichen Lebensmitteln, z. B. Limonaden
***Gesundheitliche Bewertung:*** Gluconsäure hat in Mengen über 20 g abführende Wirkung
***Sonstiges:*** Verwendung auch in der Milchverarbeitung und beim Bierbrauen

### • E 575 Glucono-delta-lacton
### • E 576 Natriumgluconat
### • E 577 Kaliumgluconat
### • E 578 Calciumgluconat

***Gewinnung:*** natürlich und gentechnisch
***Verwendung:*** auch als Stabilisatoren und Antioxidationsmittel
***Können enthalten sein:*** in zahlreichen Lebensmitteln, besonders süßstoffhaltigen (zur Neutralisierung des leicht bitteren Geschmacks)
***Gesundheitliche Bewertung:*** unbedenklich bei Mengen unter 20 g

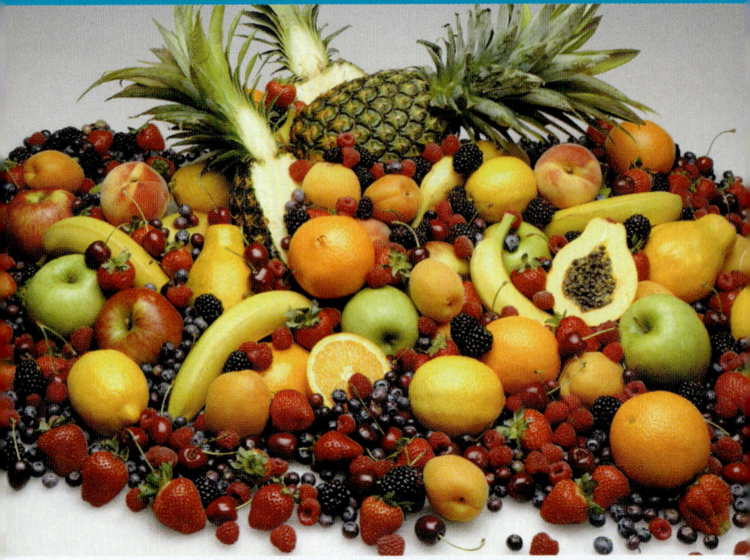

# Antioxidationsmittel

Es sind Substanzen, die unerwünschte Reaktionen mit Luftsauerstoff verhindern können. Auch der Mensch braucht zum Zellschutz gegen die freien Radikale täglich antioxidativ wirkende Stoffe (Vitamine C, E und Beta-Carotin). In ihrer natürlichen Form haben sie auch therapeutisch eine intensivere Wirkung als künstlich gewonnene.
Industriell werden überwiegend die kostengünstigeren synthetisierten Arten verwendet. In Lebensmitteln sollen mit ihrer Hilfe Sauerstoffeffekte (Ranzigwerden von Fetten und fetthaltigen Produkten) sowie Aroma- und Farbveränderungen (Braunwerden von geschältem, geschnittenem Obst, Kartoffeln) verhindert werden.

- **E 300** L-ASCORBINSÄURE (Vitamin C)
*Gewinnung:* natürlich, synthetisch und gentechnisch
*Verwendung:* auch als Säuerungsmittel, Mehlbehandlungsmittel und Farbstabilisator
*Kann enthalten sein:* in sehr vielen Lebensmitteln, z. B.

Früchten, Gemüse, Getränken, Konfitüre, Gelee, Marmelade, tiefgefrorenem Obst, Kompott, nicht verarbeiteten Fischen, Krebs- und Weichtieren (auch tiefgefroren), Fruchtsäften, Fruchtnektar, Trockenmilch, eingedickter Milch, Zubereitungen aus frischem Hackfleisch (vorverpackt), Bier, frischen Teigwaren, ausschließlich aus Weizenmehl, Wasser, Hefe oder Sauerteig und Salz hergestelltem Brot, Pain courant français, Säuglingsanfangsnahrung
***Gesundheitliche Bewertung:*** Längerfristige Überdosierungen können durch erhöhte Oxalsäurebildung bei zu geringer Flüssigkeitsaufnahme die Harnsäurebildung fördern; Vitamin C hemmt die gesundheitsschädigende Nitrosaminbildung im Körper (siehe dazu E 249-252)
***Sonstiges:*** Dient der Aufwertung von Lebensmitteln durch Vitaminanreicherung, verbessert technologische Eigenschaften, z. B. Verzögerung des Braunwerdens zerkleinerter Äpfel, Verstärkung der Fleisch- und Wurstfarbe

- **E 301 NATRIUM-L-ASCORBAT**
- **E 302 CALCIUM-L-ASCORBAT**
- **E 304 ASCORBYLPALMITAT, ASCORBYLSTEARAT** (Fettsäureester der Ascorbinsäure)

***Gewinnung:*** synthetisch und gentechnisch
***Verwendung:*** auch als Farbstabilisator, Säuerungs- und Mehlbehandlungsmittel
***Können enthalten sein:*** in zahlreichen Lebensmitteln, z. B. Trockenmilch, eingedickter Milch, nicht verarbeitetem Obst und Gemüse (auch tiefgefroren), Obstkompott, nicht verarbeitetem Fisch, Krebsen und Weichtieren (auch tiefgefroren), Obst- und Gemüsekonserven, nicht emulgierten tierischen und pflanzlichen Fetten (ausgenommen nativem Öl und Olivenöl), Hackfleischzubereitungen (vorverpackt), ausschließlich aus Weizenmehl, Wasser, Hefe oder Sauerteig und Salz hergestelltem Brot, Pain courant français, frischen Teigwaren

- **E 306 STARK TOCOPHEROLHALTIGE EXTRAKTE** (Vitamin-E-Extrakte)

● **E 307** Alpha-Tocopherol
● **E 308** Gamma-Tocopherol
● **E 309** Delta-Tocopherol

***Gewinnung:*** E 306 natürlich und synthetisch, E 307-309 synthetisch
***Verwendung:*** auch als Farbstabilisator
***Können enthalten sein:*** in zahlreichen Lebensmitteln, besonders in fettreichen Wurstsorten, nichtemulgierten tierischen und pflanzlichen Fetten (ausgenommen nativem Öl und Olivenöl); für raffiniertes Olivenöl ist nur E 307 erlaubt
***Sonstiges:*** E 307-309 werden auch zur Vitaminanreicherung eingesetzt; die Vitaminwirkung ist in dieser Form aber unbedeutend

● **E 310** Propylgallat
● **E 311** Octylgallat
● **E 312** Dodecylgallat

***Gewinnung:*** synthetisch
***Können enthalten sein:*** in verarbeiteten Nüssen, Knabberartikeln auf Getreidebasis, Kaugummis, Trockenkartoffelgranulat, Trockensuppen, -brühen und -fleisch, Würzmitteln, Saucen, verschiedenen tierischen und pflanzlichen Fetten (außer auf Olivenbasis), z. B. Frittierfetten, Milch für Verkaufsautomaten, Nahrungsergänzungsmitteln
***Gesundheitliche Bewertung:*** Achtung Allergiker (besonders bei E 311)! Besondere Vorsicht bei Acetylsalicylsäure- (ASS-) Unverträglichkeit. E 310 ist für Säuglinge und Kleinkinder sehr gefährlich; steht im Verdacht, die Eisenresorption zu hemmen; kann Magenbeschwerden auslösen. In Tierversuchen Reduktion der Infektabwehr

● **E 315** Isoascorbinsäure
● **E 316** Natriumascorbat, Natriumisoascorbat

***Gewinnung:*** synthetisch
***Verwendung:*** E 315 auch als Farbstabilisator
***Können enthalten sein:*** in haltbar gemachten Fleisch- und Fischerzeugnissen, Fisch mit roter Haut

***Gesundheitliche Bewertung:*** unter Vorbehalt. E 315 steht in Verdacht, die Resorption von natürlichem Vitamin C zu beeinträchtigen

● **E 320 Butylhydroxanisol BHA**
● **E 321 Butylhydroxytoluol BHT**
***Gewinnung:*** synthetisch
***Können enthalten sein:*** siehe unter E 310-312
***Gesundheitliche Bewertung:*** Achtung Allergiker! Wahrscheinlich negative Einflüsse auf Abwehrlage und wichtige Stoffwechselvorgänge im Zusammenhang mit Verdauungsenzymen; in Tierversuchen Geschwulstbildung

● **E 385 Calciumdinatriumethylendiamintetraacetat**
(Calciumdinatrium-EDTA)
***Gewinnung:*** synthetisch
***Verwendung:*** auch als Komplexbildner und Farbstabilisator
***Kann enthalten sein:*** in Dosen- oder Glaskonserven von Hülsenfrüchten, Leguminosen, Pilzen, Artischocken, Fischen, Krebstieren, emulgierten Saucen, Halbfettmargarine
***Gesundheitliche Bewertung:*** wird meist als unbedenklich eingestuft, ist jedoch Kontaktallergen
***Sonstiges:*** E 385 wird wegen seiner Eigenschaft als Komplexbildner auch zur Behandlung von Schwermetallvergiftungen eingesetzt, bindet aber auch benötigte stoffwechselaktive Mineralien, verursacht dadurch Störungen im Mineralstoffwechsel

● **E 512 Zinn-II-chlorid**
***Gewinnung:*** synthetisch
***Verwendung:*** auch als Farbstabilisator
***Kann enthalten sein:*** nur in Dosen- und Glaskonserven von Spargel
***Sonstiges:*** Kann in höherer Dosis zu metallischem Geschmack, Übelkeit, Erbrechen und Reizung der Magenschleimhaut führen

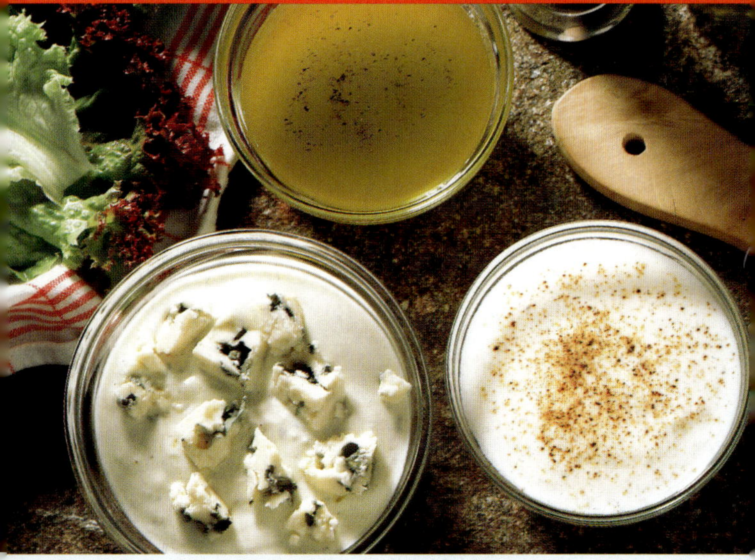

# Emulgatoren

Sie machen scheinbar Unmögliches möglich, verbinden zum Beispiel dauerhaft Wasser und Fette, und zwar durch feinste Verteilung der beiden Anteile in Form einer Wasser-in-Fett- (z. B. Butter, Margarine) oder Fett-in-Wasser-Emulsion (z. B. Milch, Sahne, Dressing). In unzähligen Produkten aller Art sind sie bestimmend für die individuelle Beschaffenheit der schaumigen oder cremigen Schokoladen- und Backwaren, Desserts, Saucen und Wurst. Durch Emulgatoren kann die Menge an teurem Pflanzenfett reduziert werden. Am bekanntesten und im Privathaushalt zu Emulsionszwecken häufig genutzt, ist der Emulgator Lecithin im Eigelb. Industriell werden überwiegend Sojalecithin sowie zahlreiche synthetisch gewonnene Emulgatoren eingesetzt. Alle gelten offiziell als harmlos, andererseits werden immer wieder das allergische Potential von Soja, die Verwendung von Gensoja sowie beobachtete Veränderungen an der Darmschleimhaut kritisch diskutiert. Emulgatoren scheinen die natürliche Barrierefunktion der Schleimhaut zu mindern, so dass

**die Aufnahme schädigender Substanzen, auch Allergenen, begünstigt wird. Gefährdet sind neben Allergikern besonders Menschen mit chronischen Darmerkrankungen. Für Veganer unter den Vegetariern ist die mögliche tierische Herkunft zahlreicher Emulgatoren von Bedeutung (E 435, E 436, E 470a-479, E 491-492 und E 495).**

● **E 322 LECITHINE**
***Gewinnung:*** natürlich und gentechnisch
***Verwendung:*** auch als Antioxidations-, Mehlbehandlungsmittel und Stabilisatoren
***Können enthalten sein:*** in zahlreichen Lebensmitteln, z. B. Dessertmischungen, frischen Teigwaren, Kakaoerzeugnissen, Schokolade, Kuvertüre, Softmargarine, Trockenmilch, eingedickter Milch, sterilisierter, pasteurisierter oder ultrahocherhitzter Sahne, ausschließlich aus Weizenmehl, Wasser, Hefe oder Sauerteig und Salz hergestelltem Brot, Pain courant français
***Gesundheitliche Bewertung:*** unter Vorbehalt
***Sonstiges:*** Lecithin ist in jeder Zelle enthalten; wegen der häufigen Gewinnung aus genverändertem Soja ist Lecithin in seiner modifizierten Form nicht grundsätzlich als harmlos zu bewerten (allergisches Potential!)

● **E 432 POLYOXYETHYLEN-SORBITAN-MONOLAURAT**
(Polysorbat 20)
● **E 433 POLYOXYETHYLEN-SORBITAN-MONOOLEAT**
(Polysorbat 80)
● **E 434 POLYOXYETHYLEN-SORBITAN-MONOPALMITAT**
(Polysorbat 40)
● **E 435 POLYOXYETHYLEN-SORBITAN-MONOSTEARAT**
(Polysorbat 60)
● **E 436 POLYOXYETHYLEN-SORBITAN-TRISTEARAT**
(Polysorbat 65)
***Gewinnung:*** synthetisch
***Verwendung:*** auch als Komplexbildner und Aromakonzentrate
***Können enthalten sein:*** nur in Feinen Backwaren, Fettemulsionen für Backzwecke, Milch- und Sahneanaloga, Desserts,

Speiseeis, Zuckerwaren, emulgierten Saucen, Suppen, Nahrungsergänzungs- und speziellen Diätlebensmitteln
***Gesundheitliche Bewertung:*** Die Aufnahme von Schadstoffen wird begünstigt. Es werden negative Auswirkungen auf Verdauungsprozesse angenommen

- **E 442 Ammoniumsalze von Phosphatidsäuren**
***Gewinnung:*** synthetisch
***Verwendung:*** auch als Stabilisatoren
***Können enthalten sein:*** in Kakao- und Schokoladenerzeugnissen
***Gesundheitliche Bewertung:*** unter Vorbehalt

- **E 470a Natrium-, Kalium- und Calziumsalze von Speisefettsäuren**
- **E 470b Magnesiumsalze von Speisefettsäuren**
***Gewinnung:*** natürlich und gentechnisch
***Verwendung:*** auch als Schaummittel und Trägerstoffe
***Können enthalten sein:*** in zahlreichen Lebensmitteln, z. B. Fertigkuchenmischungen, Kartoffelchips

- **E 470b Mono- und Diglyceride von Speisefettsäuren**
***Gewinnung:*** natürlich und gentechnisch
***Verwendung:*** auch als Schaum-, Mehlbehandlungs- und Überzugsmittel
***Können enthalten sein:*** in zahlreichen Lebensmitteln, z. B. Kakao- und Schokoladenerzeugnissen, Konfitüre extra, Gelee extra, sterilisierter, pasteurisierter oder ultrahocherhitzter Sahne, Schnellkochreis, nicht emulgierten pflanzlichen oder tierischen Fetten (außer nativen Ölen und Olivenöl), ausschließlich aus Weizenmehl, Wasser, Hefe oder Sauerteig und Salz hergestelltem Brot, Pain courant français, frischen Teigwaren

- **E 472a Essigsäureester von Mono- und Diglyceriden von Speisefettsäuren**
- **E 472b Milchsäureester von Mono- und Diglyceriden von Speisefettsäuren**

- **E 472c** Zitronensäureester von Mono- und Diglyceriden von Speisefettsäuren
- **E 472d** Weinsäureester von Mono- und Diglyceriden von Speisefettsäuren
- **E 472e** Mono- und Diacetylweinsäureester von Mono- und Diglyceriden von Speisefettsäuren
- **E 472f** Gemischte Essig- und Weinsäureester von Mono- und Diglyceriden von Speisefettsäuren

***Gewinnung:*** natürlich, synthetisch und gentechnisch
***Verwendung:*** auch als Mehlbehandlungsmittel und Schaumstabilisatoren
***Können enthalten sein:*** in zahlreichen Lebensmitteln, z. B. Feinen Backwaren, Knabbererzeugnissen, Fertigkuchenmischungen (vor allem Käsekuchen), Schaumdesserts, Margarine, Tiefkühlpizza

- **E 473** Zuckerester von Speisefettsäuren
- **E 474** Zuckerglyzeride

***Gewinnung:*** natürlich, synthetisch und gentechnisch
***Verwendung:*** auch als Mehlbehandlungsmittel
***Können enthalten sein:*** nur in hitzebehandelten Fleischerzeugnissen, Flüssigkaffee (abgepackt), Feinen Backwaren, Fettemulsionen für Backzwecke, Speiseeis, Getränkeweißer, Zuckerwaren, Desserts, Saucen, Suppen, Brühen, Obst (nur zur Oberflächenbehandlung), Pulver für Heißgetränke, Getränke auf Milchbasis, nichtalkoholischen Anis-, Kokosnuss- und Mandelgetränken, alkoholischen Getränken (außer Bier und Wein), Kaugummi, Nahrungsergänzungs- und speziellen Diätlebensmitteln

- **E 475** Polyglycerinester von Speisefettsäuren

***Gewinnung:*** synthetisch und gentechnisch
***Verwendung:*** auch als Stabilisatoren
***Können enthalten sein:*** nur in Feinen Backwaren, Eiprodukten, Milch- und Sahneanaloga, Fettemulsionen, Zuckerwaren, Kaugummi, Getränkeweißern, Emulsionslikören, Nahrungsergänzungs- und speziellen Diätlebensmitteln, Frühstücksgetreidekost

## E 476 Polyglycerin-Polyricinoleat

***Gewinnung:*** synthetisch oder gentechnisch
***Verwendung:*** auch als Stabilisator
***Kann enthalten sein:*** nur in fettreduzierten und fettarmen Salatsaucen und Aufstrichen, Süßwaren auf Kakaobasis (einschließlich Schokolade)
***Gesundheitliche Bewertung:*** in Tierversuchen Leber- und Nierenvergrößerungen
***Sonstiges:*** Durch hohen Verzehr von Schokoladenerzeugnissen wird der ADI-Wert leicht überschritten, besonders bei Kindern

## E 477 Propylenglykolester

***Gewinnung:*** synthetisch und gentechnisch
***Verwendung:*** auch als Kristallregulierer (bei Hartfetten)
***Kann enthalten sein:*** nur in Feinen Backwaren, Fettemulsionen für Backzwecke, Milch- und Sahneanaloga, Getränkeweißer, Desserts, geschlagenen Dessertgarnierungen (außer Sahne), Speiseeis, Zuckerwaren, speziellen Diätlebensmitteln
***Gesundheitliche Bewertung:*** unter Vorbehalt

## E 479b Thermooxidiertes Sojaöl mit Mono- und Diglyceriden von Speisefettsäuren

***Gewinnung:*** synthetisch und gentechnisch
***Verwendung:*** auch als Trennmittel
***Kann enthalten sein:*** nur in Fettemulsionen zum Braten
***Gesundheitliche Bewertung:*** unter Vorbehalt

## E 481 Natriumstearoyl-2-lactylat
## E 482 Calciumstearoyl-2-lactylat

***Gewinnung:*** natürlich und synthetisch
***Verwendung:*** auch als Mehlbehandlungsmittel
***Können enthalten sein:*** nur in Feinen Backwaren, Frühstücksgetreidekost, Fettemulsionen, Desserts, Emulsionslikören, Spirituosen (mit weniger als 15 vol. % Alkohol), Zuckerwaren, Getränkeweißer, Knabbererzeugnissen (auf Getreide- oder Kartoffelbasis), Konserven von zerkleiner-

ten Fleischerzeugnissen, Pulver für Heißgetränke, einigen Brotsorten, Mostarda di frutta, Diätlebensmitteln
***Gesundheitliche Bewertung:*** unter Vorbehalt

**E 483** STEAROYLTARTRAT
***Gewinnung:*** natürlich und synthetisch
***Verwendung:*** auch als Mehlbehandlungsmittel
***Kann enthalten sein:*** nur in Desserts und Backwaren (nicht in Brot, das ausschließlich aus Weizenmehl, Wasser, Hefe oder aus Sauerteig und Salz hergestellt wird)
***Gesundheitliche Bewertung:*** unter Vorbehalt

**E 491** SORBITANMONOSTEARAT
**E 492** SORBITANTRISTEARAT
**E 493** SORBITANMONOLAURAT
**E 494** SORBITANMONOOLEAT
**E 495** SORBITANMONOPALMITAT
***Gewinnung:*** natürlich und gentechnisch
***Verwendung:*** auch als Entschäumungsmittel und Kristallregulierer (in Hartfetten)
***Können enthalten sein:*** in Feinen Backwaren und deren Glasuren und Überzügen, Fettemulsionen, Milch- und Sahneanaloga, Getränkeweißer, Speiseeis, Desserts, emulgierten Saucen, Zuckerwaren, Kaugummi, Teekonzentraten, Hefen für Backzwecke, Nahrungsergänzungs- und speziellen Diätlebensmitteln; E 492 auch noch in Süßwaren auf Kakaobasis (einschließlich Schokolade); E 493 auch noch für Fruchtgelees und Marmeladen
***Gesundheitliche Bewertung:*** unter Vorbehalt. Von E 491 wird die als verträglich geltende Tagesmenge bei höherem Süßwarenkonsum leicht überschritten

**E 570** FETTSÄUREN
***Gewinnung:*** natürlich oder gentechnisch
***Verwendung:*** auch als Überzugs- und Trennmittel
***Können enthalten sein:*** in zahlreichen Lebensmitteln, z. B. Backwaren und Desserts

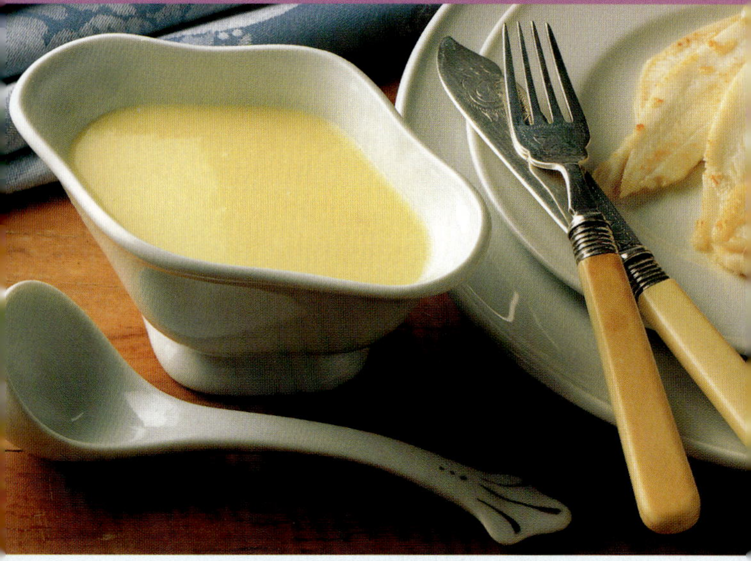

# Verdickungsmittel, Stabilisatoren, Geliermittel

Kaum noch eine Sahne ohne den Stabilisator Carrageen. Was bei der heimischen Konfitüreherstellung das Gelieren ermöglicht, wird industriell variationsreich verändert und kombiniert für zahlreiche Produktvorteile eingesetzt. Überwiegend handelt es sich um so genannte isolierte Ballaststoffe, die besonders quellfähig sind. Unter ihrem Einfluss kann die Beschaffenheit vieler Lebensmittel so verändert werden, dass ein spezielles „mouthfeeling" erreicht wird. Bei Joghurt mit Fruchteinlage verhindern sie zum Beispiel das Zusammenfließen der beiden Bestandteile, bei Speiseeis die Bildung zu großer Kristalle. Einige Substanzen behindern die Mineralstoffresorption im Organismus; bei einer ausgewogenen, mineralstoffreichen Kost ist dieses Phänomen jedoch nicht bedenkenswert.

### ● E 353 Metaweinsäure
***Gewinnung:*** synthetisch und gentechnisch
***Kann enthalten sein:*** nur in Made wine
***Sonstiges:*** behindert die Kalziumaufnahme

### ● E 354 Calciumtartrat
***Gewinnung:*** natürlich, synthetisch und gentechnisch
***Kann enthalten sein:*** in zahlreichen Lebensmitteln

### ● E 400 Alginsäure
### ● E 401 Natriumalginat
### ● E 402 Kaliumalginat
### ● E 403 Ammoniumalginat
### ● E 404 Calciumalginat
***Gewinnung:*** natürlich oder gentechnisch
***Verwendung:*** auch als Überzugs- und Feuchthaltemittel
***Können enthalten sein:*** in zahlreichen Lebensmitteln, z. B. Gebäckfüllungen, Fertigkäsekuchen, Gewürz- und Salatdressing, Pudding, Instant-Desserts, Eiscreme, Geleefrüchten, Light-Fetten, Schmelzkäsen, Kakaogetränken, Wein, Bier
***Sonstiges:*** Da Alginate vom Körper nicht aufgenommen werden, setzt man sie besonders gerne kalorienreduzierten Lebensmitteln zu, um annähernd deren natürliche Konsistenz zu gewährleisten

### ● E 405 Propylenglycolalginat
***Gewinnung:*** natürlich oder gentechnisch
***Kann enthalten sein:*** in begrenzter Menge nur in Feinen Backwaren sowie deren Füllungen, Glasuren und Überzügen, Desserts, Zuckerwaren, Speiseeis (auf Wasserbasis), Fettemulsionen, Knabbererzeugnissen (auf Kartoffel- oder Getreidebasis), Kaugummi, Saucen, Bier, Obst- und Gemüsezubereitungen, nichtalkoholischen, aromatisierten Getränken, Emulsionslikören, bestimmten diätetischen Nahrungszubereitungen, Nahrungsergänzungsmitteln
***Gesundheitliche Bewertung:*** E 405 wird meist als harm-

los eingestuft; es wurden jedoch bei Katzen Blutbildveränderungen festgestellt, beim Menschen vereinzelt allergische Reaktionen beobachtet

● **E 406 Agar-Agar**
***Gewinnung:*** natürlich
***Kann enthalten sein:*** in zahlreichen Lebensmitteln, z. B. Tortenguss, Fruchtfüllungen, Marmeladen, Konfitüren, Gelees, Schaumwaffeln, Negerküssen, Weingummi, Eis, Fleisch, Geflügelkonserven, sterilisierter, pasteurisierter oder ultrahocherhitzter Sahne (auch brennwertreduzierter)
***Sonstiges:*** wird häufig als Gelatineersatz verwendet

● **E 407 Carrageen**
● **E 407a Eucheuma-Algen, verarbeitete**
***Gewinnung:*** natürlich
***Verwendung:*** auch als Emulgator
***Können enthalten sein:*** in zahlreichen Lebensmitteln, z. B. süßer Sahne, Milchshakes, Desserts, Eiscreme, Babynahrung, Salatdressing, Trockenmilch, Konfitüren, Gelees, Marmeladen (auch brennwertreduzierten), sterilisierter, pasteurisierter oder ultrahocherhitzter Sahne (auch brennwertreduzierter), Trockenmilch
***Gesundheitliche Bewertung:*** In Tierversuchen wurden durch E 407 Darmgeschwüre und Schwächung der Immunabwehr festgestellt. Für den neuen Zusatzstoff E 407a ist eine endgültige Bewertung noch nicht möglich
***Sonstiges:*** Bei den Eucheuma-Algen handelt es sich um halbraffiniertes Carrageen

● **E 410 Johannisbrotkernmehl**
***Gewinnung:*** natürlich
***Kann enthalten sein:*** in zahlreichen Lebensmitteln, z. B. Backwaren, Geleefüllungen, Fertigsalaten, Salatdressing, Eiscreme, Konfitüren, Gelees, Marmeladen (auch brennwertreduzierten), sterilisierter, pasteurisierter oder

ultrahocherhitzter Sahne (auch brennwertreduzierter)
***Sonstiges:*** Verzögert wegen seines hohen Wasserbindevermögens das „Altbackenwerden" von Brot und Brötchen

## ● E 412 Guarkernmehl

***Gewinnung:*** natürlich
***Verwendung:*** auch als Mehlbehandlungsmittel und Füllstoff
***Kann enthalten sein:*** in zahlreichen Lebensmitteln, z. B. Suppen, Fertigsaucen, -salaten, Milchshakes, Fruchtsäften, Eiscreme, Konfitüren, Gelees, Marmeladen
***Gesundheitliche Bewertung:*** Achtung Allergiker! Da Guarkernmehl bis zu 10 Prozent schädliche Begleitstoffe enthalten darf, kann der Verzehr größerer Mengen zu Blähungen, Bauchkrämpfen und Ohnmacht führen
***Sonstiges:*** Das Mehl wird aus den Guarbohnen gewonnen, die verschiedene Giftstoffe, z. B. Blausäure und Fluoressigsäure, enthalten. Guar wird auch bei der Papierherstellung, für Kosmetika, in der Textilproduktion und für Tierfutter verwendet

## ● E 413 Traganth

***Gewinnung:*** natürlich
***Verwendung:*** auch als Bindemittel
***Kann enthalten sein:*** in zahlreichen Lebensmitteln, bevorzugt in sauren
***Gesundheitliche Bewertung:*** wird meist als harmlos angegeben, andererseits wurde die Substanz von der WHO schon als massives Allergen deklariert. Außerdem gibt es widersprüchliche Angaben im Hinblick auf Leberfunktionsstörungen, Herzerkrankungen und Begünstigung von Kontaktekzemen

## ● E 414 Gummi arabicum

***Gewinnung:*** natürlich
***Verwendung:*** auch als Trennmittel
***Kann enthalten sein:*** in zahlreichen Lebensmitteln,

hauptsächlich in Süßspeisen, Kakao und Schokoladenerzeugnissen, Bier, Eiscreme, Fertigkuchenmischungen
***Gesundheitliche Bewertung:*** Achtung Allergiker! E 414 wird meist als unbedenklich eingestuft, es sind aber Überempfindlichkeitsreaktionen beobachtet worden
***Sonstiges:*** Gummi arabicum wird in einigen Ländern vor der Weiterverarbeitung bestrahlt

## • E 415 Xanthan
***Gewinnung:*** natürlich oder gentechnisch
***Kann enthalten sein:*** in zahlreichen Lebensmitteln, z. B. Fruchtfüllungen, Fertigsalaten, Dressings (vor allem für Schaltiere), Konfitüren, Gelees, Marmeladen, sterilisierter, pasteurisierter oder ultrahocherhitzter Sahne
***Gesundheitliche Bewertung:*** in seltenen Fällen allergieauslösend

## • E 416 Karaya
***Gewinnung:*** natürlich
***Kann enthalten sein:*** in begrenzter Menge nur in Knabbererzeugnissen (auf Getreide- oder Kartoffelbasis), Überzügen für Nüsse, Füllungen und Überzügen für Feine Backwaren, Desserts, Kaugummi, emulgierten Saucen, Eierlikör, Nahrungsergänzungsmitteln
***Sonstiges:*** Wird auch in Abführmitteln, Haftpulver für Zahnprothesen sowie Haarfestigern verwendet

## • E 417 Tarakernmehl
***Gewinnung:*** natürlich
***Kann enthalten sein:*** in zahlreichen Lebensmitteln, z. B. Desserts und Füllungen

## • E 418 Gellan
***Gewinnung:*** synthetisch
***Kann enthalten sein:*** in zahlreichen Lebensmitteln, z. B. Konfitüren, Gelees, Marmeladen

## E 425 Konjak

I) Konjakgummi, II) Konjak-Glukomannan
***Gewinnung:*** natürlich
***Verwendung:*** auch als Füllstoff
***Kann enthalten sein:*** in zahlreichen Lebensmitteln, vor allem in asiatischen Gerichten, auch Glasnudeln
***Gesundheitliche Bewertung:*** unter Vorbehalt

## E 440 Pektine

***Gewinnung:*** natürlich oder synthetisch
I) Pektin
***Kann enthalten sein:*** in zahlreichen Lebensmitteln, z. B. Desserts, Pudding, jeder Art von Fruchtzubereitungen, Schaummassen, zahlreichen Konditoreiwaren (besonders Dauergebäck), Kakao- und Schokoladenerzeugnissen (hier mehr als Überzugsmittel), Konfitüren, Gelees, Marmeladen, sterilisierter, pasteurisierter oder ultrahocherhitzter Sahne, Fleisch-, Wurst- und Fischwaren in Gelee
***Sonstiges:*** Pektine ermöglichen das Gelieren von Fruchtzubereitungen
II) amidiertes Pektin
***Kann enthalten sein:*** in zahlreichen Lebensmitteln, z. B. Gelierzucker, Gelierhilfen, Konfitüren
***Gesundheitliche Bewertung:*** wird meist als harmlos eingestuft. Es sind allerdings in Kombination mit anderen Substanzen (z. B. Sulfiten) Überempfindlichkeitsreaktionen bekannt
***Sonstiges:*** Amidiertes Pektin entsteht durch die Behandlung von Pektin mit Ammoniak

## E 444 Saccharose-acetat-isobutyrat

***Gewinnung:*** synthetisch
***Verwendung:*** auch als Emulgator
***Kann enthalten sein:*** nur in nichtalkoholischen, aromatisierten, trüben Getränken
***Gesundheitliche Bewertung:*** unter Vorbehalt

- **E 445 Glycerinester aus Wurzelharz**
  *Gewinnung:* synthetisch oder gentechnisch
  *Kann enthalten sein:* nur in nichtalkoholischen, aromatisierten, trüben Getränken
  *Gesundheitliche Bewertung:* unter Vorbehalt

- **E 460 Cellulose**
  I) Mikrokristalline Cellulose, II) Cellulosepulver
  *Gewinnung:* natürlich
  *Verwendung:* auch als Träger- und Füllstoff
  *Kann enthalten sein:* in zahlreichen Lebensmitteln, z. B. Speiseeis, Lebensmittelimitaten (z. B. Käse), sterilisierter, pasteurisierter oder ultrahocherhitzter Sahne

- **E 461 Methylcellulose**
- **E 463 Hydroxypropylcellulose**
- **E 464 Hydroxypropylmethylcellulose**
- **E 465 Ethylmethylcellulose**
- **E 466 Carboxymethylcellulose**
  *Gewinnung:* natürlich-behandelt
  *Verwendung:* auch als Füllstoff und Schaummittel
  *Können enthalten sein:* in zahlreichen Lebensmitteln, z. B. Kuchenmischungen, Backzutaten, konservierten Cremesuppen, Fertigdips, Dressings, Schmelzkäse, Fischstäbchen, sterilisierter, pasteurisierter oder ultrahocherhitzter Sahne
  *Gesundheitliche Bewertung:* E 466 ruft in zu hohen Dosen Darmbeschwerden hervor

- **E 468 Vernetzte Natrium-Carboxymethylcellulose**
- **E 469 Enzymatisch hydrolysierte Carboxymethylcellulose**
  *Gewinnung:* natürlich
  *Können enthalten sein:* in Süßstoffen, fetthaltigen Lebensmitteln und Puddingfüllungen
  *Gesundheitliche Bewertung:* unter Vorbehalt

- **E 927b Carbamid**
*Gewinnung:* natürlich
*Kann enthalten sein:* nur in Kaugummi ohne Zuckerzusatz

- **E 1201 Polyvinylpyrrolidon**
- **E 1202 Polyvinylpolypyrrolidon**
*Gewinnung:* synthetisch
*Verwendung:* auch als Trenn-, Überzugs- und Flockungsmittel
*Können enthalten sein:* nur in Nahrungsergänzungsmitteln (als Dragees und Komprimate) in bestimmten Mengen
*Sonstiges:* Beide Zusatzstoffe müssen zur Zeit noch nicht deklariert werden

- **E 1404 Oxidierte Stärke**
- **E 1410 Monostärkephosphat**
- **E 1412 Distärkephosphat**
- **E 1413 Phosphatiertes Distärkephosphat**
- **E 1414 Acetyliertes Distärkephosphat**
- **E 1420 Acetylierte Stärke**
- **E 1422 Acetyliertes Distärkeadipat**
- **E 1440 Hydroxypropylstärke**
- **E 1442 Hydroxypropyldistärkephosphat**
- **E 1450 Stärkenatriumoctenylsuccinat**
- **E 1451 Acetylierte oxidierte Stärke**
*Gewinnung:* natürlich und gentechnisch
*Verwendung:* auch als Überzugsmittel und Füllstoff
*Können enthalten sein:* in zahlreichen Lebensmitteln, auch in sterilisierter, pasteurisierter oder ultrahocherhitzter Sahne (auch brennwertverminderter), Süßwaren, Desserts und Knabbererzeugnissen
*Sonstiges:* Bei E 1410-1414 im Tierversuch Kalkablagerungen im Beckenbereich

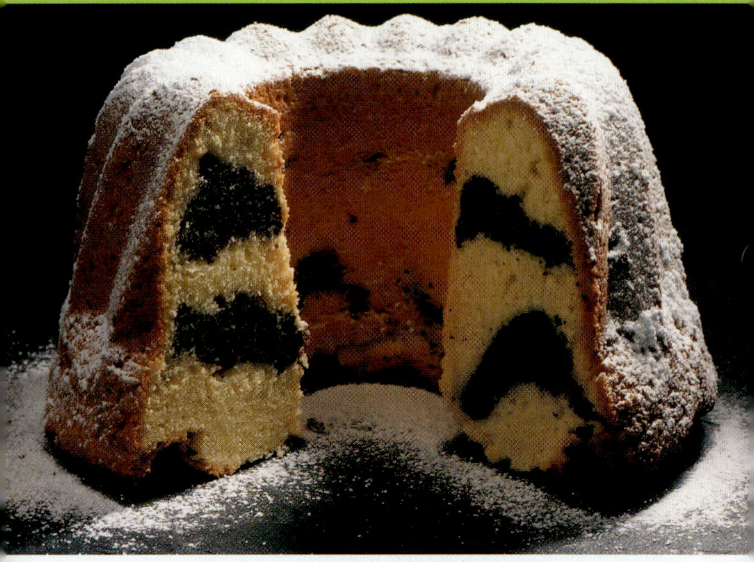

# Backtriebmittel

Der klassische Hefeteig ist zunehmend out. Viele scheuen die Mühe mit dem empfindlichen Lebewesen Hefe. Auch industriell genügt sie pur längst nicht mehr den Ansprüchen für Halbfertig- und Fertigbackwaren. Reine Hefeteigbackwaren werden schnell altbacken, es sind deshalb eher Gebäcke aus Plunderteig (Hefeteig plus hoher Ziehfettanteil) gefragt oder Backwaren aus Teigen, die den Einsatz ausgeklügelter Triebmittelmischungen mit präziser Beeinflussung von Gare, Porengröße, Volumenzuwachs und Krumenbeschaffenheit ermöglichen.
Prinzipiell geht es beim Einsatz von Backtriebmitteln um Teiglockerung, die je nach verwendetem Triebmittel durch unterschiedliche Gase erreicht wird. Feuchtigkeit und Hitze, teilweise zusätzlich Säuren, bewirken den Zerfall der Ausgangssubstanzen und setzen die treibenden Gase frei. Bei E 503 entstehen beispielsweise durch den Zerfall des Ammoniums gleich drei Gase, nämlich Ammoniak, Kohlendioxid und Wasserdampf.

**Vorreiter der heute üblichen Triebmittelmixe ist das Backpulver, eine Mischung aus einem Triebmittel (E 500), einem Säuerungsmittel (meist Phosphat, z. B. E 341) oder sauren Salzen und einem Trennmittel (z. B. Stärke). Es sind besonders die backtechnischen Tausendsassas Phosphate, die einige Backtriebmittel und ihren zunehmenden Einsatz zu umstrittenen Zusatzstoffen machen.**

### • E 500 Natriumcarbonate

I) Natriumcarbonat, II) Natriumhydrogencarbonat, III) Natriumsesquicarbonat
***Gewinnung:*** synthetisch
***Verwendung:*** auch als Trennmittel und Säureregulatoren
***Können enthalten sein:*** in zahlreichen Lebensmitteln, z. B. Backwaren (Honigkuchen, Printen), Kakao- und Schokoladenerzeugnissen, Trockenmilch, eingedickter Milch, Sauerrahmbutter
***Gesundheitliche Bewertung:*** Bei Säuglingen führt Natriumcarbonat (Soda) in größeren Mengen zu Magen- und Darmstörungen
***Sonstiges:*** Natriumhydrogencarbonat (Natron) ist Bestandteil von Backpulver

### • E 501 Kaliumcarbonate

I) Kaliumcarbonat, II) Kaliumhydrogencarbonat
***Gewinnung:*** synthetisch
***Verwendung:*** auch als Trennmittel und Säureregulator
***Können enthalten sein:*** in zahlreichen Backwaren (aus säurehaltigen, schweren und zuckerreichen Teigen, z. B. für Leb- und Honigkuchen), Kakao- und Schokoladenerzeugnissen, Trockenmilch, eingedickter Milch
***Sonstiges:*** In Maßen verwenden, sonst laugiger Geschmack; Kaliumcarbonat (Pottasche) treibt Teige in die Breite

### • E 503 Ammoniumcarbonate

I) Ammoniumcarbonat, II) Ammonium-

hydrogencarbonat, (Hirschhornsalz)
***Gewinnung:*** synthetisch
***Verwendung:*** auch als Trennmittel und Säureregulator
***Können enthalten sein:*** in trocken ausgebackenem Flachgebäck aus säurearmen Teigen (z. B. Spekulatius, Mürbeteigböden, -torteletts und -keksen)
***Gesundheitliche Bewertung:*** Die Aufnahme größerer Mengen fördert Übersäuerung
***Sonstiges:*** Ammoniumcarbonate (Hirschhornsalz, ABC-Trieb) sollten auch im Privathaushalt nicht für voluminöse Großbackwaren verwendet werden; nur in Flachgebäcken kann das freiwerdende Ammoniak, das stechend riecht, den Geschmack beeinträchtigt und gesundheitlich bedenklich ist, restlos entweichen

## E 504 Magnesiumcarbonate

I) Magnesiumcarbonat, II) Magnesiumhydroxidcarbonat, Magnesiumhydrogencarbonat
***Gewinnung:*** synthetisch
***Verwendung:*** auch als Trennmittel und Säureregulator
***Können enthalten sein:*** in zahlreichen Lebensmitteln, z. B. gereiftem Käse, Kakao- und Schokoladenerzeugnissen, Kaugummi, Speisesalz
***Sonstiges:*** kann Bestandteil von Backpulver sein

## E 541 Saures Natriumaluminiumphosphat

***Gewinnung:*** synthetisch
***Kann enthalten sein:*** nur in Feinen Backwaren Scones und Bisquitgebäck
***Gesundheitliche Bewertung:*** Bei Niereninsuffizienz kann das Aluminium schlecht ausgeschieden werden

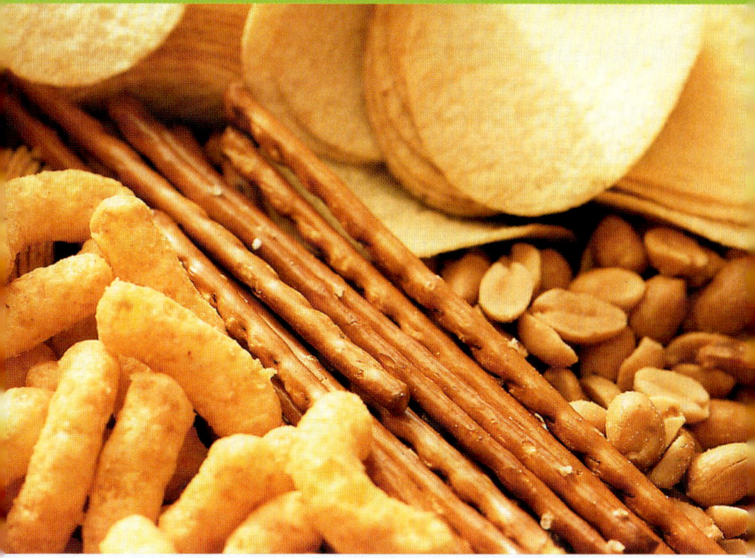

# Geschmacksverstärker

Sie dienen der Verbesserung, meist Verstärkung des Geschmacks von Nahrungsmitteln und korrigieren Geschmacksmängel und -verluste nach technologischer Intensivbehandlung. Durch sie ist es möglich, bei jedem Erzeugnis der Verbrauchererwartung nach stets gleichem Geschmacksempfinden gerecht zu werden. Von der Substanzgruppe hat beispielhaft für alle das Glutamat immer wieder für Schlagzeilen gesorgt. Der küchentechnisch „ideale" Geschmacksverstärker wird vor allem in der chinesischen Küche regelmäßig eingesetzt und gilt als Auslöser für das „China-Restaurant-Syndrom". Die oft kombiniert verwendeten Geschmacksverstärker sind nur mit ihrem Klassennamen kennzeichnungspflichtig.

- **E 508 Kaliumchlorid**
- **E 509 Calciumchlorid**
- **E 511 Magnesiumchlorid**

***Gewinnung:*** synthetisch
***Verwendung:*** auch als Festigungsmittel
***Können enthalten sein:*** in zahlreichen Lebensmitteln
***Sonstiges:*** wirken in größeren Mengen abführend

- **E 620 Glutaminsäure**
- **E 621 Natriumglutamat**
- **E 622 Kaliumglutamat**
- **E 623 Calciumglutamat**
- **E 624 Ammoniumglutamat**
- **E 625 Magnesiumdiglutamat**

***Gewinnung:*** natürlich, synthetisch und gentechnisch
***Können enthalten sein:*** in sehr vielen Lebensmitteln, besonders Würzmitteln, Snacks, Fertigsuppen und- saucen (z. B. Sojasaucen), Fertiggerichten (vor allem asiatischen), Diätnahrungsmitteln
***Gesundheitliche Bewertung:*** Achtung Allergiker! „China-Restaurant-Syndrom“: Kopfschmerzen, Taubheitsgefühl, Fleckrötung im Gesicht und am Hals, Nackensteifigkeit
***Sonstiges:*** In Tierversuchen Symptome wie Fresslust und Fortpflanzungsstörungen

- **E 626 Gyanylsäure**
- **E 627 Dinatriumguanylat**
- **E 628 Dikaliumguanylat**
- **E 629 Calciumguanylat**

***Gewinnung:*** natürlich-fermentativ, synthetisch
***Können enthalten sein:*** in sehr vielen Lebensmitteln, besonders Würzmitteln, Instantsaucen, Knabbererzeugnissen aus Kartoffeln oder Reis
***Gesundheitliche Bewertung:*** unter Vorbehalt; durch die Freisetzung von Harnsäure wurden bei vermehrter Aufnahme erhöhte Harnsäurewerte gemessen

- **E 630** INOSINSÄURE
- **E 631** DINATRIUMINOSINAT
- **E 632** DIKALIUMINOSINAT
- **E 633** CALCIUMINOSINAT
- **E 634** CALCIUM-5´-RIBONUKLEOTID
- **E 635** DINATRIUM-5´-RIBONUKLEOTID

***Gewinnung:*** natürlich
***Können enthalten sein:*** in zahlreichen Lebensmitteln, besonders Würzmitteln
***Gesundheitliche Bewertung:*** unter Vorbehalt

- **E 640** GLYCIN UND DESSEN NATRIUMSALZ

***Gewinnung:*** natürlich-fermentativ
***Verwendung:*** auch als Feuchthalte- und Überzugsmittel
***Können enthalten sein:*** in zahlreichen Lebensmitteln, vor allem süßstoffhaltigen
***Sonstiges:*** intensiviert die Wirkung von Süßstoffen

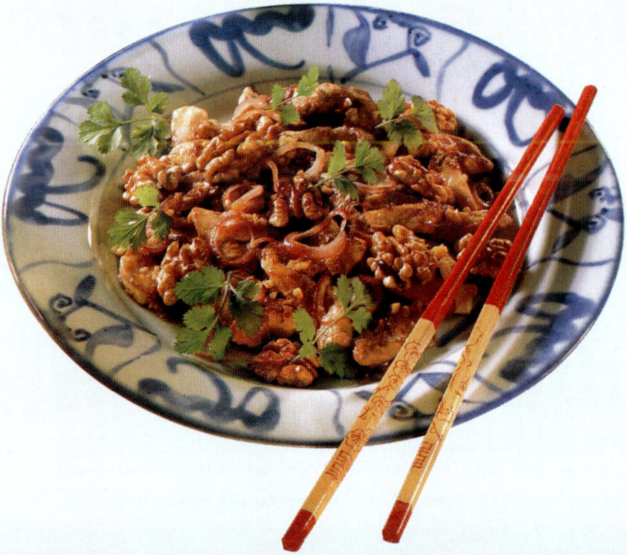

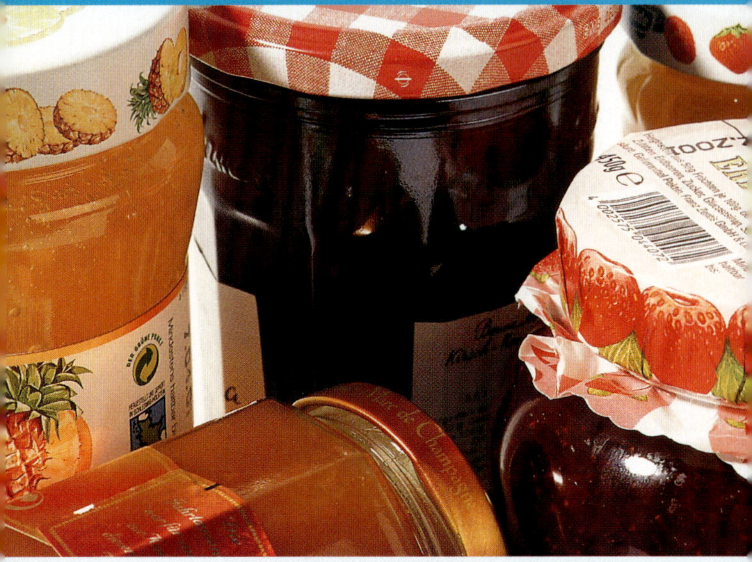

# Süßungsmittel

Nicht alles, was süß schmeckt, muss kalorische „Sünde" sein. Für ein zuckeridentisches Geschmacksprofil werden kalorienärmere oder kalorienfreie Mittel eingesetzt, die *Zuckeraustauschstoffe* (Polyole) und Süßstoffe. Sie sind nicht nur in Light-Produkten und Erzeugnissen für Diabetiker enthalten, sondern finden in sehr vielen Nahrungsmitteln sowie in Tafelsüßen (flüssig, pulverisiert oder in Tabletten) Anwendung. Zuckeraustauschstoffe liefern etwa halb so viele Kalorien wie Zucker. Dem Vorteil der etwas zahnschonenderen Süße steht die abführende Wirkung ab einer Menge von etwa 20-30 g pro Tag gegenüber. Zuckeraustauschstoffe sind deshalb nicht für Getränke zugelassen.

Einen Einsatzboom haben in erster Linie die *Süßstoffe* erreicht. Sie sind trotz extrem höherer Süßkraft, bis auf Aspartam und Thaumatin mit ihrem unbedeutenden Brennwert, kalorienfrei. Zunehmend wird im Handel auf Süßstoffkombinationen gesetzt. Die Mischungen

haben eine Wirkungsverstärkung zur Folge, die den Einsatz geringerer Mengen ermöglicht.
Im Gegensatz zu Zuckeraustauschstoffen sind Süßstoffe – als synthetische Konstrukte aus teilweise Eiweißbestandteilen – immer wieder ins Kreuzfeuer öffentlicher Kritik geraten. Mit ihrer Zulassung als Zusatzstoffe wird ihnen die Unbedenklichkeit bescheinigt. Im Gegensatz zu den Zuckeraustauschstoffen gilt diese jedoch nur unter Einhaltung der für jeden Süßstoff unterschiedlichen Höchstmenge und unter speziellen Deklarationsauflagen, zum Beispiel bei Nahrungsmitteln mit Aspartam die Angabe „enthält eine Phenylalaninquelle".
Säuglings- und Kleinkindernahrung dürfen grundsätzlich keine Süßungsmittel enthalten.

### 1. Zuckeraustauschstoffe

**E 420** Sorbit
I) Sorbit, II) Sorbitsirup
**E 421** Mannit
**E 953** Isomalt
**E 965** Maltit
I) Maltit, II) Maltitsirup
**E 966** Lactit
**E 967** Xylit

***Gewinnung:*** E 420, 421, 953, 965 synthetisch und gentechnisch, E 966, 967 synthetisch
***Verwendung:*** auch als Feuchthaltemittel, Trägerstoffe und Geschmacksverstärker für Aromen
***Können enthalten sein:*** in zahlreichen Lebensmitteln, außer Getränken, z. B. diätetischen und brennwertreduzierten Lebensmitteln, ohne Zucker hergestellten Speisen und Süßwaren, Kaugummi, Saucen, Senf, Brotaufstrichen, Fischen und Krebstieren (unverarbeitet, gefroren oder tiefgefroren), Likören, Dessertspeisen auf Obst-, Gemüse-, Eier-, Getreide- und Fettbasis, Speiseeis, Konfitüren, Gelees, Marmeladen, Feinen Backwaren

***Gesundheitliche Bewertung:*** gelten meist als unbedenklich; bei Aufnahmemengen einmalig ab 10 g, insgesamt pro Tag ab etwa 50 g (je nach Stoff) können Durchfall, Blähungen und Erbrechen auftreten, bei Kindern schon ab geringeren Mengen; durch den umfangreichen Einsatz können die jeweiligen Grenzwerte leicht überschritten werden
***Sonstiges:*** Sorbit (E 420) und Mannit (E 421) haben die 50-70%ige Süßkraft von Zucker, Isomalt (E 953) ca. 50 %, Maltit (E 965) ca. 90 %, Lactit (E 966) höchstens 50 %, Xylit (E 967) hat etwa die gleiche Süßkraft wie Zucker

**2. Süßstoffe**

### E 950 Acesulfam-K

***Gewinnung:*** synthetisch
***Verwendung:*** auch als Geschmacksverstärker
***Kann enthalten sein:*** in zahlreichen Lebensmitteln, z. B. brennwertverminderten oder ohne Zuckerzusatz hergestellten aromatisierten Getränken, Dessertspeisen auf Wasser-, Milch- oder Fruchtsaftbasis, Dessertspeisen auf der Basis von Obst, Gemüse, Eiern, Getreide oder Fetten, Süßwaren auf Kakao- oder Stärkebasis, Speiseeis, Obstkonserven, Brotaufstrichen auf Kakao-, Milch-, Trockenfrucht- oder Fettbasis; brennwertverminderten Konfitüren, Gelees und Marmeladen, Obst- oder Gemüsezubereitungen, Suppen, Bier; süßsauren Obst- und Gemüse- sowie Fischkonserven, Marinaden, Saucen, Senf, Feinkostsalaten, Nahrungsergänzungsmitteln, Knabbererzeugnissen, Süßwaren und Kaugummi ohne Zuckerzusatz, Spirituosen (mit max. 15 % vol. Alkohol)
***Gesundheitliche Bewertung:*** Grenzwert bis 15 mg/kg Körpergewicht
***Sonstiges:*** Hitzebeständiger Süßstoff mit etwa 180-facher Süßkraft von Zucker

### E 951 Aspartam

***Gewinnung:*** synthetisch oder gentechnisch

***Verwendung:*** auch als Geschmacksverstärker
***Kann enthalten sein:*** siehe unter E 950; und in aromatisierten Rachenerfrischungspastillen ohne Zuckerzusatz
***Gesundheitliche Bewertung:*** Bei der seltenen Erkrankung Phenylketonurie (angeborene Aminosäure-Stoffwechselstörung) ist Aspartam zu meiden, da Phenylalanin enthalten ist; Grenzwert bis 40 mg/kg Körpergewicht
***Sonstiges:*** Nicht hitzebeständig, 180-200-fache Süßkraft im Vergleich mit Zucker.

## E 952 Cyclohexansulfamidsäure und ihre Natrium- und Calciumsalze

I) Cyclohexansulfamidsäure, II) Natriumcyclamat, III) Calciumcyclamat
***Gewinnung:*** synthetisch
***Können enthalten sein:*** in zahlreichen Lebensmitteln, z. B. brennwertverminderten oder ohne Zuckerzusatz hergestellten aromatisierten Getränken, Dessertspeisen auf Wasser-, Milch- oder Fruchtsaftbasis, Dessertspeisen auf der Basis von Obst, Gemüse, Eiern, Getreide oder Fetten, Süßwaren auf Kakao- oder Stärkebasis, Speiseeis, Obstkonserven, Brotaufstrichen auf Kakao-, Milch-, Trockenfrucht- oder Fettbasis; brennwertverminderten Konfitüren, Gelees und Marmeladen, Obst- oder Gemüsezubereitungen, festen und flüssigen Nahrungsergänzungsmitteln, Knabbererzeugnissen, Süßwaren und Kaugummi ohne Zuckerzusatz
***Gesundheitliche Bewertung:*** Grenzwert für die tägliche Aufnahme bis 11 mg/kg Körpergewicht (besonders bei Kindern zu beachten!)
***Sonstiges:*** Hitzebeständig, Süßkraft etwa 35-70-fach stärker als Zucker, verursacht bitteren, metallischen Nachgeschmack

## E 954 Saccharin und seine Natrium-, Kalium- und Calciumsalze

I) Saccharin, II) Saccharin-Natrium, III) Saccharin-Calcium, IV) Saccharin-Kalium

***Gewinnung:*** synthetisch
***Können enthalten sein:*** in zahlreichen Lebensmitteln; siehe unter E 950
***Gesundheitliche Bewertung:*** Saccharin fördert Gewichtszunahme stärker als Zucker; Vorsicht in Kombination mit Medikamenten und bei Blasenerkrankungen; der Verdacht der Krebsbegünstigung hat sich nicht bestätigt! Grenzwert für die tägliche Aufnahme bis 5 mg/kg Körpergewicht
***Sonstiges:*** hitzebeständig, Süßkraft etwa 200-500-fach stärker als Zucker, verursacht metallischen Beigeschmack

### E 957 Thaumatin

***Gewinnung:*** natürlich oder gentechnisch
***Verwendung:*** auch als Geschmacksverstärker
***Kann enthalten sein:*** nur in Süßwaren auf Kakao- oder Trockenfruchtbasis, Speiseeis, Diät- und Nahrungsergänzungsmitteln auf Vitamin- und/oder Mineralstoffbasis, Süßwaren und Kaugummi ohne Zuckerzusatz
***Gesundheitliche Bewertung:*** unter Vorbehalt
***Sonstiges:*** Süßkraft bis 3000-fach stärker als Zucker

### E 959 Neohesperidin DC

***Gewinnung:*** synthetisch
***Verwendung:*** auch als Geschmacksverstärker
***Kann enthalten sein:*** in zahlreichen Lebensmitteln; siehe unter E 950
***Sonstiges:*** Grenzwert für die tägliche Aufnahme 5 mg/kg Körpergewicht, etwa 600-fach süßer als Zucker

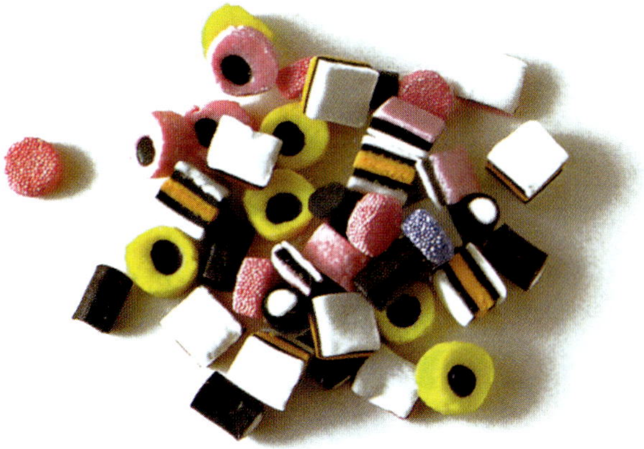

# Sonstige Zusatzstoffe

Es gibt noch mehr! Trotz ungezählter Möglichkeiten, wird für maßgeschneiderte Gaumengenüsse die Palette der Zusatzstoffe um solche mit Sonderaufgaben erweitert. Festigungsmittel, Feuchthaltemittel, Füllstoffe, Mehlbehandlungsmittel, modifizierte Stärke, Schaumverhütungsmittel, Schaum- und Trübstabilisatoren, Schmelzsalze, Treibgase, Trennmittel und Überzugsmittel sollen dazu beitragen, Lebensmittel aus Hightechsicht zu perfektionieren. Auch hier sind einige Neue dabei, die sich zur Zeit erst in der Umsetzungsphase befinden. Weitere werden in den nächsten Jahren folgen!

**E 422** Glycerin

***Gewinnung:*** natürlich, synthetisch und gentechnisch
***Verwendung:*** als Füllstoff und Feuchthaltemittel
***Kann enthalten sein:*** in sehr vielen Lebensmitteln, z. B. Fertigbackwaren, Süßwaren, Kakao- und Schokoladenerzeugnissen

● **E 459** BETA-CYCLODEXTRIN
*Gewinnung:* natürlich und gentechnisch
*Verwendung:* als Füllstoff
*Kann enthalten sein:* in Nahrungsergänzungsmitteln (in Tabletten- und Drageeform)
*Gesundheitliche Bewertung:* unter Vorbehalt

● **E 520** ALUMINIUMSULFAT
● **E 521** ALUMINIUMNATRIUMSULFAT
● **E 522** ALIMINIUMKALIUMSULFAT
● **E 523** ALUMINIUMAMMONIUMSULFAT
*Gewinnung:* synthetisch
*Verwendung:* als Festigungsmittel
*Können enthalten sein:* nur in Eiklar, kandiertem, kristallisiertem und glasiertem Obst und Gemüse
*Sonstiges:* Es ist nicht auszuschließen, dass Aluminium Morbus Alzheimer begünstigt. Geschädigte Nieren können das Aluminium schlechter ausscheiden. Die durchschnittliche tägliche Aufnahmemenge über die Nahrung liegt zwischen 10-100 mg und gilt als unbedenklich (kritische Grenze ab 6 g/Tag!)

● **E 535** NATRIUMFERROCYANID
● **E 535** KALIUMFERROCYANID
● **E 538** CALCIUMFERROCYANID
*Gewinnung:* synthetisch
*Verwendung:* als Trennmittel, Rieselhilfe und Stabilisatoren
*Können enthalten sein:* nur in Kochsalz und Kochsalzersatz
*Sonstiges:* Hochgiftig in Reinsubstanz, in üblichen Mengen aber unbedenklich

● **E 551** SILICIUMDIOXID
*Gewinnung:* synthetisch
*Verwendung:* als Trennmittel

## E 552 Calciumsilicat
*Gewinnung:* natürlich
*Verwendung:* als Trennmittel

## E 553a Magnesiumsilicate
I) Magnesiumsilicat, II) Magnesiumtrisilicat
*Gewinnung:* natürlich
*Verwendung:* als Trennmittel

## E 553b Talkum
*Gewinnung:* natürlich
*Verwendung:* als Trenn- und Festigungsmittel

## E 554 Natriumaluminiumsilicat
## E 555 Kaliumaluminiumsilicat
## E 556 Calciumaluminiumsilicat
*Gewinnung:* natürlich
*Verwendung:* als Trennmittel

## E 558 Betonit
*Gewinnung:* natürlich
*Verwendung:* als Trennmittel

## E 559 Aluminiumsilicat (Kaolin)
*Gewinnung:* natürlich
*Verwendung:* als Trennmittel
*Können enthalten sein:* in pulverisierten Trockenlebensmitteln (einschließlich Zuckerarten), Kochsalz und Kochsalzersatz, Hart- und Schmelzkäse in Scheiben, Nahrungsergänzungsmitteln. E 553 auch in Kaugummi und Reis, für Würstchen und Geleezuckerwaren nur zur Oberflächenbehandlung
*Sonstiges:* E 558 und E 559 können auch Trägerstoffe für Lebensmittelfarben sein

## E 579 Eisen-II-gluconat
*Gewinnung:* synthetisch und gentechnisch
*Verwendung:* als Farbstabilisator

● **E 585** Eisen-II-lactat
***Gewinnung:*** synthetisch
***Verwendung:*** als Farbstabilisator
***Können enthalten sein:*** nur zur Schwarzfärbung von Oliven
***Sonstiges:*** Eisen führt in höherer Dosierung zu Verstopfung

● **E 900** Dimethylpolysiloxan
***Gewinnung:*** synthetisch
***Verwendung:*** als Schaumverhütungsmittel
***Kann enthalten sein:*** nur in Konfitüren, Gelees, Marmeladen (auch brennwertreduzierten), Suppen, Brühen, Bratfetten, Süßwaren (außer Schokolade), Ananassaft, nicht alkoholisierten aromatisierten Getränken, Glas- und Dosenkonserven von Obst und Gemüse, Rührteig, Sød...saft und Sødet...saft, Cider (außer cidre bouché)

● **E 901** Bienenwachs, weiss und gelb
● **E 902** Candelillawachs
● **E 903** Carnaubawachs
● **E 904** Schellack
***Gewinnung:*** natürlich
***Verwendung:*** als Trenn- und Überzugsmittel
***Können enthalten sein:*** in Nahrungsergänzungsmitteln, Kaugummi; nur zur Oberflächenbehandlung für frische Zitrusfrüchte, Melonen, Äpfel, Birnen, Ananas und Pfirsiche; nur als Überzugsmittel für Süßwaren (einschließlich Schokolade), mit Schokolade überzogene kleine Feine Backwaren, Nüsse, Knabbererzeugnisse und Kaffeebohnen

● **E 905** Mikrokristalliertes Wachs
***Gewinnung:*** synthetisch
***Verwendung:*** als Oberflächenbehandlungsmittel
***Kann enthalten sein:*** auf Süßwaren (außer Schokolade), Kaugummi, Melonen, Papayas, Mangos und Avocados
***Gesundheitliche Bewertung:*** unter Vorbehalt

## E 912 Montansäureester

***Gewinnung:*** natürlich

***Verwendung:*** nur zur Oberflächenbehandlung frischer Zitrusfrüchte, Melonen, Mangos, Papayas, Avocados und Ananas

***Gesundheitliche Bewertung:*** bedenklich, wenn E 912 ins Fruchtfleisch diffundiert ist

## E 914 Polyethylenwachsoxidate

***Gewinnung:*** synthetisch

***Verwendung:*** nur zur Oberflächenbehandlung frischer Zitrusfrüchte, Melonen, Mangos, Papayas, Avocados und Ananas

## E 920 L-Cystein

***Gewinnung:*** natürlich, synthetisch und gentechnisch

***Verwendung:*** nur als Mehlbehandlungsmittel

***Sonstiges:*** wichtige essenzielle Aminosäure mit immunstimulierender Wirkung; wird therapeutisch zur Unterstützung des Haar- und Nagelwachstums eingesetzt

## E 938 Argon

***Gewinnung:*** natürlich

***Verwendung:*** als Treib- und Schutzgas

## E 939 Helium

***Gewinnung:*** natürlich

***Verwendung:*** als Treib- und Schutzgas

## E 941 Stickstoff

***Gewinnung:*** natürlich

***Verwendung:*** als Treib-, Schutzgas und Gefriermittel

## E 942 Distickstoffmonoxid

***Gewinnung:*** natürlich

***Verwendung:*** als Treibgas (z. B. für Sahne) und Extraktionslösungsmittel

***Sonstiges:*** auch Lachgas genannt; wird als Narkosemittel eingesetzt

### E 948 Sauerstoff

***Gewinnung:*** natürlich
***Verwendung:*** als Treib- und Schutzgas

### E 999 Quillajaextrakt

***Gewinnung:*** natürlich
***Verwendung:*** als Schaumstabilisator
***Kann enthalten sein:*** nur in nichtalkoholischen, aromatisierten Getränken auf Wasserbasis und Cidre (außer cidre bouché)
***Sonstiges:*** E 999 enthält Saponine (Blutgifte), war deshalb lange in Deutschland verboten

### E 1103 Invertase

***Gewinnung:*** natürlich und gentechnisch
***Verwendung:*** als Enzym
***Kann enthalten sein:*** in Konfektfüllungen, cremig weichen Süßwaren

### E 1200 Polydextrose

***Gewinnung:*** synthetisch
***Verwendung:*** als Füllstoff und Feuchtigkeitsregulator
***Kann enthalten sein:*** in zahlreichen Lebensmitteln
***Sonstiges:*** Eine einmalige Gabe von 50 g oder während eines Tages 90 g wirkt abführend

### E 1201 Polyvinylpyrrolidon
### E 1202 Polyvinylpolypyrrolidon

***Gewinnung:*** synthetisch
***Verwendung:*** als Flockungsmittel
***Können enthalten sein:*** in Süßungsmitteln, Wein, diätetischen Lebensmitteln und Vitaminpräparaten
***Gesundheitliche Bewertung:*** unter Vorbehalt
***Sonstiges:*** Muss noch nicht deklariert werden

- **E 1505** Triethylcitrat

  ***Gewinnung:*** synthetisch und gentechnisch
  ***Verwendung:*** als Trägerstoff
  ***Kann enthalten sein:*** nur in Eiklarpulver
  ***Gesundheitliche Bewertung:*** unter Vorbehalt

- **E 1518** Glycerintriacetat

  ***Gewinnung:*** synthetisch und gentechnisch
  ***Verwendung:*** als Trägerstoff
  ***Kann enthalten sein:*** in Kaumasse für Kaugummi
  ***Gesundheitliche Bewertung:*** unter Vorbehalt

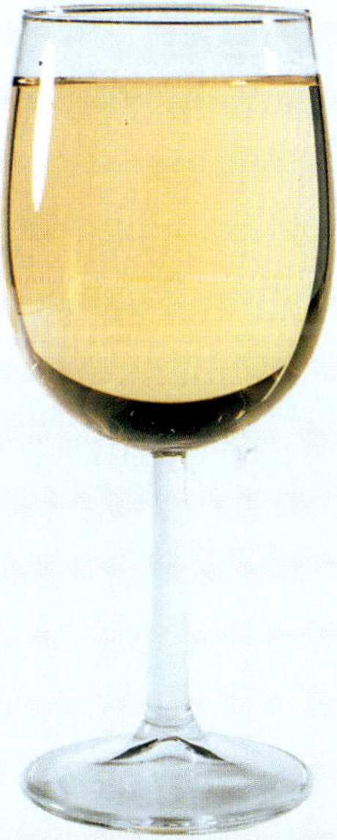

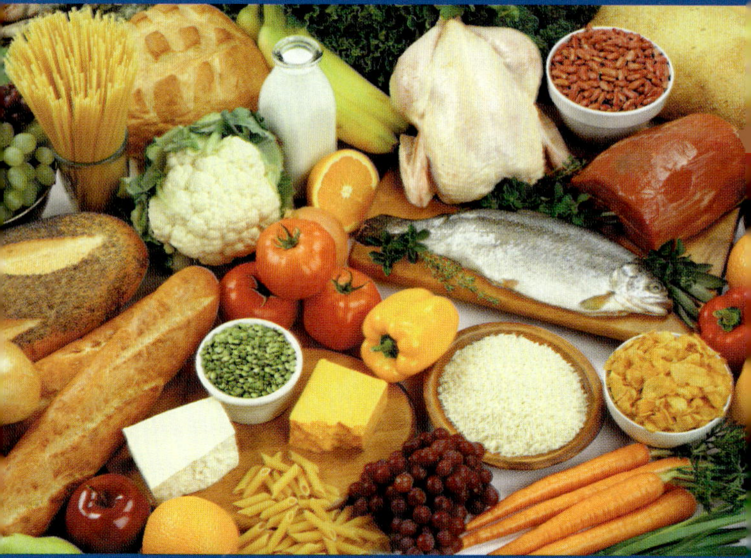

# Suchen & finden

Zusatzstoffe alphabetisch nach Namen
(* andere mögliche Bezeichnung auf dem Lebensmitteletikett)

| | |
|---|---|
| **A**cesulfam K | E 950 |
| Acetylierte oxidierte Stärke | E 1451 |
| Acetylierte Stärke | E 1420 |
| Acetyliertes Distärkeadipat | E 1422 |
| Acetyliertes Distärkephosphat | E 1414 |
| Adipinsäure | E 355 |
| Agar-Agar | E 406 |
| Alginsäure (* Alginat) | E 400 |
| Allurarot AC | E 129 |
| Alpha-Tocopherol | E 307 |
| Aluminium | E 173 |
| Aluminiumammoniumsulfat | E 523 |
| Aluminiumkaliumsulfat (Alaun) | E 522 |
| Aluminiumnatriumsulfat | E 521 |
| Aluminiumsilicat (Kaolin; * Kieselsäure) | E 559 |
| Aluminiumsulfat | E 520 |
| Amaranth | E 123 |
| Ammoniak-Zuckerkulör | E 150c |
| Ammoniumalginat | E 403 |
| Ammoniumcarbonate | E 503 |
| Ammoniumglutamat | E 624 |
| Ammoniumhydroxid (Ammoniak/ Salmiakgeist) | E 527 |
| Ammoniumsalze von Phosphatidsäuren | E 442 |
| Ammoniumsulfat | E 517 |
| Ammonsulfit-Zuckerkulör | E 150d |
| Annatto; Bixin; Norbixin | E 160b |
| Anthocyane | E 163 |
| Apfelsäure | E 296 |
| Argon | E 938 |
| Ascorbinsäure (Vitamin C) | E 300 |
| Ascorbylpalmitat, Ascorbylstearat | E 304 |
| Aspartam | E 951 |
| Azorubin | E 122 |
| **B**eetenrot, Betanin | E 167 |
| Bentonit (* Kieselsäure) | E 558 |
| Benzoesäure | E 210 |
| Bernsteinsäure | E 363 |

| | |
|---|---|
| ● Beta-apo-8´-Carotinal (C 30) | E 160e |
| ● Beta-apo-8´-Carotinsäure-Ethylester (C 30) | E 160f |
| ● Beta-Cyclodextrin | E 459 |
| ● Bienenwachs, weiß und gelb | E 901 |
| ● Biphenyl (auch Diphenyl) | E 230 |
| ● Borsäure | E 284 |
| ● Braun FK | E 154 |
| ● Braun HT | E 155 |
| ● Brillantblau FCF | E 133 |
| ● Brillantschwarz BN, Schwarz PN | E 151 |
| ● Butylhydroxyanisol (BHA) | E 320 |
| ● Butylhydroxytoluol (BHT) | E 321 |
| ● Calcium-5´-ribonucleotid | E 634 |
| ● Calciumacetat | E 263 |
| ● Calciumalginat | E 404 |
| ● Calciumaluminiumsilicat (* Kieselsäure) | E 556 |
| ● Calciumbenzoat | E 213 |
| ● Calciumbisulfit (Calciumhydrogensulfit) | E 227 |
| ● Calciumcarbonat (Kreide) | E 170 |
| ● Calciumchlorid | E 509 |
| ● Calciumcitrate | E 333 |
| ● Calciumdiglutamat (auch Calcium glutamat) | E 623 |
| ● Calciumdinatriumethylendiaminte-traacetat (auch Calciumdinatrium-EDTA) | E 385 |
| ● Calciumferrocyanid (* gelbes Blutlaugensalz) | E 538 |
| ● Calciumgluconat | E 578 |
| ● Calciumguanylat | E 629 |
| ● Calciumhydroxid (gelöschter Kalk, Kalkmilch) | E 526 |
| ● Calciuminosinat | E 633 |
| ● Calciumlactat | E 327 |
| ● Calcium-L-Ascorbat | E 302 |
| ● Calciummalate (* Salze der Apfelsäure) | E 352 |
| ● Calciumoxid (gebrannter Kalk, Ätzkalk) | E 529 |
| ● Calciumphosphate | E 341 |

| | | |
|---|---|---|
| ● | Eisen-II-lactat | E 585 |
| ● | Eisenoxide und Eisenhydroxide | E 172 |
| ● | Enzymatisch hydrolisierte Carboxymethylcellulose | E 469 |
| ● | Erythrosin | E 127 |
| ● | Essigsäure | E 260 |
| ● | Essigsäureester von Mono- und Diglyceriden von Speisefettsäuren | E 472a |
| ● | Ethyl-p-hydroxybenzoat (PHB-Ester) | E 214 |
| ● | Ethylmethylcellulose | E 465 |
| ● | Eucheuma-Algen, verarbeitete | E 407a |
| ● | **F**ettsäureester der Ascorbinsäure | E 304 |
| ● | Fettsäuren (* Speisefettsäuren) | E 570 |
| ● | Fumarsäure | E 297 |
| ● | **G**amma-Tocopherol | E 308 |
| ● | Gelborange Sunsetgelb FCF | E 110 |
| ● | Gellan | E 418 |
| ● | Gemischte Wein- und Essigsäureester von Mono- und Diglyceriden von Speisefettsäuren (* verestertes Mono- und Diglycerid) | E 472f |
| ● | Glucono-delta-lacton | E 575 |
| ● | Gluconsäure | E 574 |
| ● | Glutaminsäure | E 620 |
| ● | Glycerin | E 422 |
| ● | Glycerinester aus Wurzelharz | E 445 |
| ● | Glycerintriacetat | E 1518 |
| ● | Glycin und dessen Natriumsalz | E 640 |
| ● | Gold | E 175 |
| ● | Grün S | E 142 |
| ● | Guanylsäure (* Guanylat) | E 626 |
| ● | Guarkernmehl | E 412 |
| ● | Gummi arabicum | E 414 |
| ● | **H**elium | E 939 |
| ● | Hexamethylentetramin | E 239 |
| ● | Hydroxypropylcellulose | E 463 |
| ● | Hydroxypropyldistärkephosphat (* modifizierte Stärke) | E 1442 |
| ● | Hydroxypropylmethylcellulose | E 464 |

| | |
|---|---|
| ● Hydroxypropylstärke (* modifizierte Stärke) | E 1440 |
| ● **I**ndigotin I, Indigokarmin | E 132 |
| ● Inosinsäure (* Inosinat) | E 630 |
| ● Invertase | E 1103 |
| ● Isoascorbinsäure | E 315 |
| ● Isomalt | E 953 |
| ● **J**ohannisbrotkernmehl | E 410 |
| ● **K**aliumacetat | E 261 |
| ● Kaliumadipat | E 357 |
| ● Kaliumalginat (* Alginat) | E 402 |
| ● Kaliumaluminiumsilicat (* Kieselsäure) | E 555 |
| ● Kaliumbenzoat | E 212 |
| ● Kaliumbisulfit | E 228 |
| ● Kaliumcarbonate (* Pottasche) | E 501 |
| ● Kaliumchlorid | E 508 |
| ● Kaliumcitrate | E 332 |
| ● Kaliumferrocyanid (* gelbes Blutlaugensalz) | E 536 |
| ● Kaliumgluconat | E 577 |
| ● Kaliumglutamat | E 622 |
| ● Kaliumhydroxid (Kalilauge, Ätzkali) | E 525 |
| ● Kaliumlactat | E 326 |
| ● Kaliummalat | E 351 |
| ● Kaliummetabisulfit | E 224 |
| ● Kaliumnatriumtartrat | E 337 |
| ● Kaliumnitrat (Salpeter) | E 252 |
| ● Kaliumnitrit (Nitritpökelsalz) | E 249 |
| ● Kaliumphosphate | E 340 |
| ● Kaliumpropionat | E 283 |
| ● Kaliumsorbat | E 202 |
| ● Kaliumsulfate | E 515 |
| ● Kaliumtartrate | E 336 |
| ● Karaya | E 416 |
| ● Kohlendioxid | E 290 |
| ● Konjak | E 425 |
| ● Kupferhaltige Komplexe der Chlorophylle und Chlorophylline | E 141 |

| | |
|---|---|
| Kurkumin | E 100 |
| **L**actit | E 966 |
| L-Ascorbinsäure (Vitamin C) | E 300 |
| L-Cystein | E 920 |
| L(+)-Weinsäure | E 334 |
| Lecithine | E 322 |
| Litholrubin BK | E 180 |
| Lutein | E 161b |
| Lycopin | E 160d |
| Lysozym | E 1105 |
| **M**agnesiumcarbonate | E 504 |
| Magnesiumchlorid | E 511 |
| Magnesiumdiglutamat | E 625 |
| Magnesiumhydroxid | E 528 |
| Magnesiumoxid | E 530 |
| Magnesiumphosphat | E 343 |
| Magnesiumsalze von Speisefettsäuren (* Salze der Speisefettsäuren) | E 470b |
| Magnesiumsilicate (* Kieselsäure) | E 553a |
| Maltit; Maltitsirup | E 965 |
| Mannit | E 421 |
| Metaweinsäure | E 353 |
| Methylcellulose | E 461 |
| Methyl-p-hydroxybenzoat (PHB-Ester) | E 218 |
| Mikrokristalliertes Wachs | E 905 |
| Milchsäure | E 270 |
| Milchsäureester von Mono- und Diglyceriden von Speisefettsäuren (* verestertes Mono- und Diglycerid) | E 472b |
| Mono- und Diacetylweinsäureester von Mono- und Diglyceriden von Speisefettsäuren (* verestertes Mono- und Diglycerid) | E 472e |
| Mono- und Diglyceride von Speisefettsäuren (*Monoglycerid oder Mono- und Diglycerid) | E 471 |
| Monostärkephosphat (* modifizierte Stärke) | E 1410 |
| Montansäureester | E 912 |

| | |
|---|---|
| ● **N**atamycin | E 235 |
| ● Natrium-, Kalium- und Calciumsalze von Speisefettsäuren (* Salze der Speisefettsäuren) | E 470a |
| ● Natriumacetate | E 262 |
| ● Natriumadipat | E 356 |
| ● Natriumalginat (* Alginat) | E 401 |
| ● Natriumaluminiumsilicat (* Kieselsäure) | E 554 |
| ● Natriumascorbat | E 316 |
| ● Natrium-L-Ascorbat | E 301 |
| ● Natriumbenzoat | E 211 |
| ● Natriumcarbonate (Soda, Natron ) | E 500 |
| ● Natriumcitrate | E 331 |
| ● Natriumethyl-p-hydroxybenzoat | E 215 |
| ● Natriumferrocyanid (* gelbes Blutlaugensalz) | E 535 |
| ● Natriumgluconat | E 576 |
| ● Natriumglutamat | E 621 |
| ● Natriumhydrogensulfit | E 222 |
| ● Natriumhydroxid (Natronlauge, Ätznatron) | E 524 |
| ● Natriumkaliumtartrat | E 337 |
| ● Natriumlactat | E 325 |
| ● Natriummalate | E 350 |
| ● Natriummetabisulfit | E 223 |
| ● Natriummethyl-p-hydroxybenzoat (PHB-Ester) | E 219 |
| ● Natriumnitrat | E 251 |
| ● Natriumnitrit (Nitritpökelsalz) | E 250 |
| ● Natriumorthophenylphenol | E 232 |
| ● Natriumphosphate | E 339 |
| ● Natriumpropionat | E 281 |
| ● Natriumpropyl-p-hydroxybenzoat (PHB-Ester) | E 217 |
| ● Natriumstearoyl-2-lactylat | E 481 |
| ● Natriumsulfate | E 514 |
| ● Natriumsulfit | E 221 |
| ● Natriumtartrate | E 335 |

| | |
|---|---|
| ● Natriumtetraborat (Borax) | E 285 |
| ● Neohesperidin DC | E 959 |
| ● Nisin | E 234 |
| ● **O**ctylgallat | E 311 |
| ● Orthophenylphenol | E 231 |
| ● Oxidierte Stärke (* modifizierte Stärke) | E 1404 |
| ● **P**aprikaextrakt; Capsanthin; Capsorubin | E 160c |
| ● Patentblau V | E 131 |
| ● Pektine | E 440 |
| ● Pflanzenkohle | E 153 |
| ● PHB-Ester | E 214–219 |
| ● Phosphatiertes Distärkephosphat (* modifizierte Stärke) | E 1413 |
| ● Phosphorsäure | E 338 |
| ● Polydextrose | E 1200 |
| ● Polyethylenwachsoxidate | E 914 |
| ● Polyglycerin-Polyricinoleat | E 476 |
| ● Polyglycerinester von Speisefettsäuren (* Polyglycerinester) | E 475 |
| ● Polyoxyethylen-sorbitan-monolaurat (Polysorbat 20) | E 432 |
| ● Polyoxyethylen-sorbitan-monooleat (Polysorbat 80) | E 433 |
| ● Polyoxyethylen-sorbitan-monopalmitat (Polysorbat 40) | E 434 |
| ● Polyoxyethylen-sorbitan-monostearat (Polysorbat 60) | E 435 |
| ● Polyoxyethylen-sorbitan-tristearat (Polysorbitat 65) | E 436 |
| ● Polyphosphate (* Phosphate) | E 452 |
| ● Polyvinylpolypyrrolidon | E 1202 |
| ● Polyvinylpyrrolidon | E 1201 |
| ● Propionsäure | E 280 |
| ● Propylenglykolalginat | E 405 |
| ● Propylenglykolester von Speisefettsäuren | E 477 |
| ● Propylgallat | E 310 |
| ● Propyl-p-hydroxybenzoat (PHB–Ester) | E 216 |
| ● **Q**uillajaextrakt | E 999 |

| | |
|---|---|
| **R**iboflavin, Riboflavin-5´-Phosphat | E 101 |
| Rot 2G | E 128 |
| **S**accharin und seine Natrium-, Kalium- und Calciumsalze | E 954 |
| Saccharoseacetatisobutyrat | E 444 |
| Salzsäure | E 507 |
| Sauerstoff | E 948 |
| Saures Natriumaluminiumphosphat | E 541 |
| Schellack | E 904 |
| Schwefeldioxid | E 220 |
| Schwefelsäure | E 513 |
| Silber | E 174 |
| Siliciumdioxid (Kieselsäure) | E 551 |
| Sorbinsäure | E 200 |
| Sorbit; Sorbitsirup | E 420 |
| Sorbitanmonolaurat | E 493 |
| Sorbitanmonooleat | E 494 |
| Sorbitanmonopalmitat | E 495 |
| Sorbitanmonostearat | E 491 |
| Sorbitantristearat | E 492 |
| Speisefettsäuren (* Fettsäuren) | E 570 |
| Stark tocopherolhaltige Extrakte | E 306 |
| Stärkenatriumoctenylsuccinat | E 1450 |
| Stearyltartrat | E 483 |
| Stickstoff | E 941 |
| Sulfitlaugen-Zuckerkulör | E 150b |
| **T**alkum (* Kieselsäure) | E 553b |
| Tarakernmehl | E 417 |
| Tartrazin | E 102 |
| Thaumatin | E 957 |
| Thermooxidiertes Sojaöl mit Mono- und Diglyceriden von Speisefettsäuren | E 479b |
| Titandioxid | E 171 |
| Traganth | E 413 |
| Triammoniumcitrat (* Salz der Citronensäure) | E 380 |
| Triethylcitra | E 1505 |
| Triphosphate | E 451 |

| | |
|---|---|
| ● **V**ernetzte Natriumcarboxymethyl-cellulose | E 468 |
| ● Weinsäure (L+) | E 334 |
| ● Weinsäureester von Mono- und Diglyceriden von Speisefettsäuren (* verestertes Mono- und Diglycerid) | E 472d |
| ● **X**anthan | E 415 |
| ● Xylit | E 967 |
| ● **Z**inn-II-chlorid | E 512 |
| ● Zuckerester von Speisefettsäuren | E 473 |
| ● Zuckerglyceride | E 474 |
| ● Zuckerkulör | E 150a-b |
| ● Zuckerkulör | E 150c-d |

Bildnachweis

Informationsbüro Sojaöl, Hamburg 20
Bildarchiv Kraxenberger 79
Mosaik Verlag 40, -/Brauner 32, 54, 68, 73, 85, -/Kerth 60, -/Teubner 38
U. Niehoff: 2, 71, 74
PhotoDisc Inc. 50, 86


in der Verlagsgruppe Bertelsmann GmbH / 5 4 3 2 1

Umschlaggestaltung: Heinz Kraxenberger, München
Umschlagfoto: Bildarchiv Kraxenberger
Layout: Peter Pleischl, München
Druck: Alcione, Trento
Bindung: Ecoprint, Lavis-Trento
Printed in Italy
ISBN 3-576-11373-8